近視のメガネは外しましょう

あなたのための眼科学

中川皓夫

彼女は必死に窓枠にしがみつきます。
黒煙が窓から噴出し、炎は迫ってきます。
下から「頑張れ！」の声も空しく、彼女は手を放し………。

――ブラジルの火災現場ＴＶ中継。

暗黒の洞窟の中での生活で彼らは見る必要がなくなったのです。
ブラインドケイブ・フィッシュには眼球がありません。

まえがき

私は過去50年余り、全国の眼科医会、大学眼科医局、個人クリニックなどで「見直そう屈折と調節の常識」と題して講演をしてまいりました。

また国際眼科学会や国内の眼科学会でも研究発表を行っております。

最近、電車やバスの中で近視のメガネを掛けてスマートフォンを見続ける学童や高校生の多いのに気付き、あまりに近視、メガネ、眼精疲労などに対する知識に疎いことに危機感を抱きました。

一方、メガネを眼科ではなく、直接メガネ店で作る人の多さにも驚きました。

本来メガネは眼科で処方してもらうべきです。

視力が落ちた、メガネが合わなくなった、それらの原因が大変な病変の兆しかも知れないのです。

わが国の特異な制度のため一般の方が眼科の処方とメガネ店の扱いを同列視していることも問題です。

このことを一般の方々に知ってもらいたいのです。

海外では眼科診療とメガネ矯正とは別の制度で棲み分けされ、国の資格を取得した者がメガネの処方を行っているところが多くあります。

日本ではいろんな職種に許認可が必要です。

しかし、メガネ店は技術経験が無い者でも届け出をするだけで開業できる様になってしまいました。

人の目にレンズをあわせるのに資格が不要なのです。

昔はメガネ専門店でしっかり勉強した方が技術を競っておりましたが現在は価格を競う業界になっています。

技術の格差が大きく広がっています。

この書は「近視のメガネは外しましょう」のタイトルですが、メガネを否定するものではありません。

むしろメガネの必要性、正しい付き合い方を述べたものです。メガネ店の味方（?）にもなる内容です。

メガネをかけるまでは熱心に対策を探しますが、いざメガネをかけてしまうと満足してしまうのか、そこで目に対する関心が薄らぐようです。

メガネを掛けてからが大切なのです。

スマートフォン、パソコン、ゲームの発展は「眼精疲労」時代の到来を招きました。

眼精疲労の対策と称して、いろんな営利的な提案を見かけます。

しかしその殆どは原因の解決ではなく対症療法です。

サプリメント企業はサプライ（補給）の必要を説きますが、欠乏の原因の解明こそが必要なのです。

原因を追究し、自己管理できれば、より実感ある対策を行えるでしょう。

さて、「目が疲れた」と言う声を良く耳にします。

しかし、目自体の疲れを具体的に感じている人はどれだけいるでしょうか。

さあ、疲れる原因を理解し、肩凝り、首の凝り、進む近視、老眼とメガネなどの問題を自己管理出来るようになりましょう。

これまで行った講演の内容をまとめて執筆、専門家向けとして出版の予定でほぼ完成を見ました。

しかし専門書より先に一般向けの書物の必要性を感じた次第です。

家族の目を、自分の目を守るために、本書を読み学んでいただければ嬉しく思います。

目次

質問集 111

目の勉強会

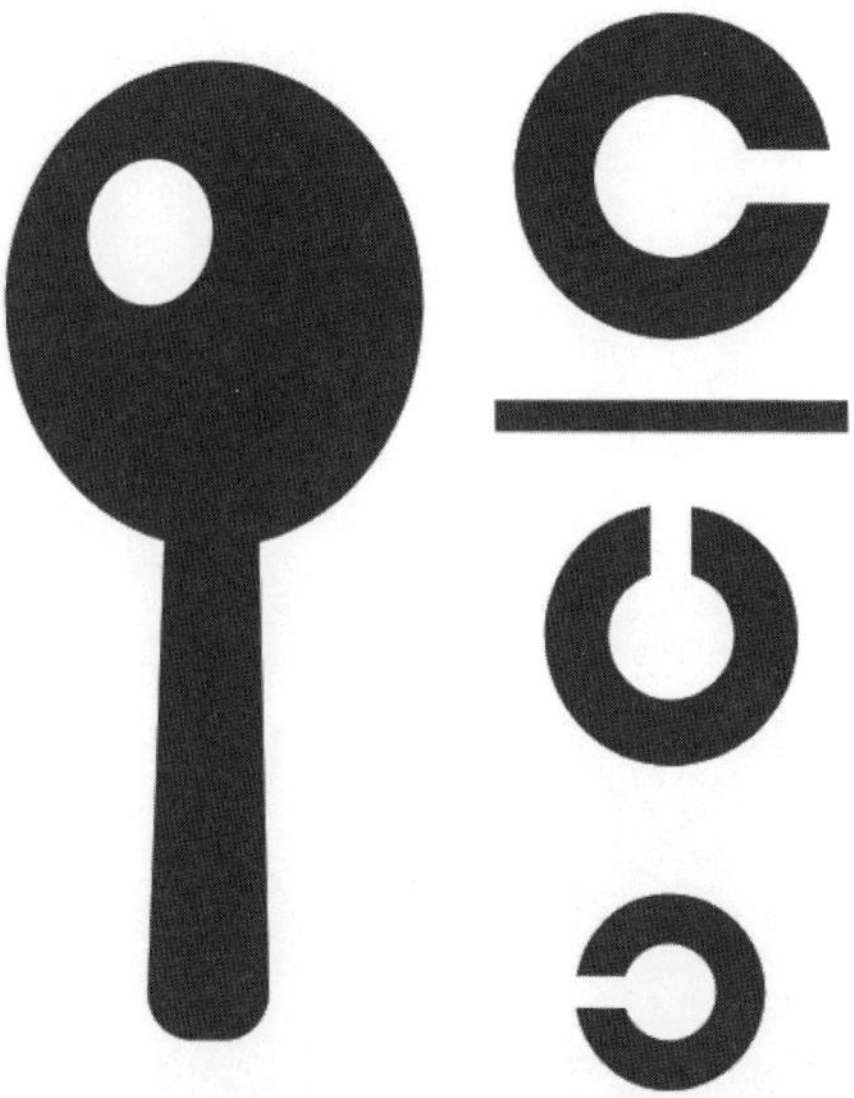

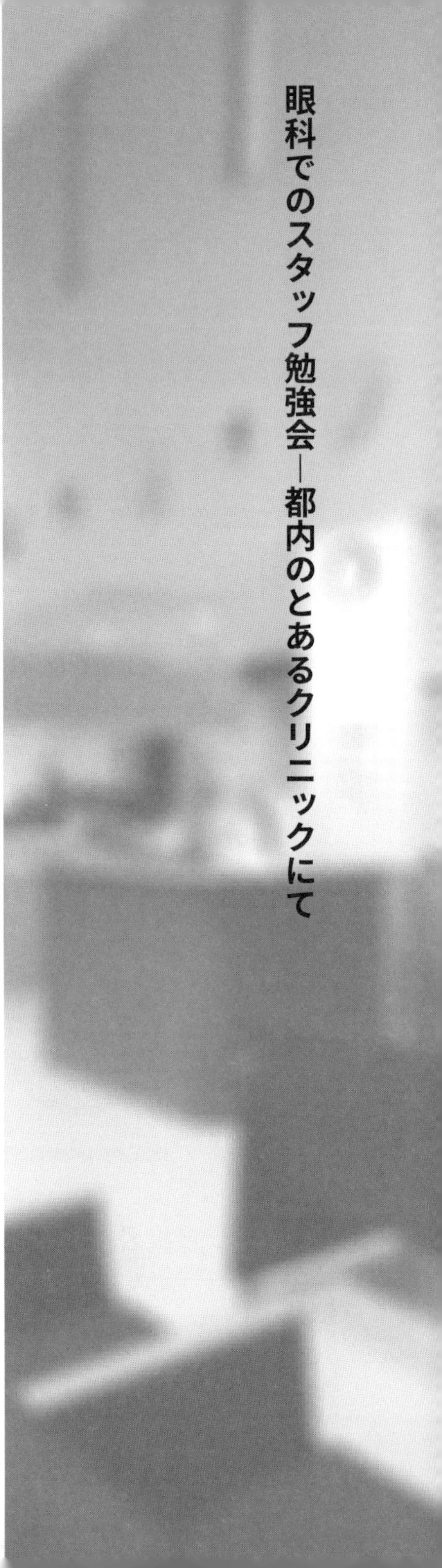

眼科でのスタッフ勉強会―都内のとあるクリニックにて

皆さんこんにちは。昼食のあとの勉強会です。

少し眠い時間ですが、どうぞ宜しくお願いします。

また先生も同席いただき有難うございます。

これからお話しすることは、めったに気付かないようですが、きっと皆さんのお役に立つと思います。やさしく、面白くお話をすすめます。

この中にはお母さんも、またこれからお母さんになる人もおられるでしょう。

お子さんの為、おばあさん、おじいさんの為にもなりますよ。

この中で、コンタクトを掛けている方は？３人。

メガネの方は２人で、後の２人は視力が良くてメガネを掛けていませんね。

コンタクトやメガネを掛けている方にお聞きします。

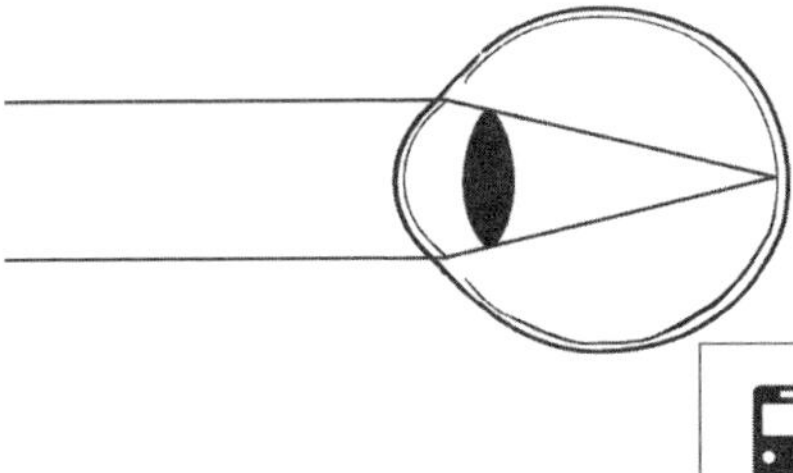

【図】正視

皆さん、幼い時、視力は良かったでしょうか。

どうして近視になったのでしょうか、近視が進んだのでしょうか、また近視にならなかった人はどうしてでしょうか。

一緒に考えて見ましょう。

皆さんは眼科のスタッフですから、目のピント合わせのことを調節と言ったり、水晶体《すいしょうたい》、瞳孔《どうこう》、毛様体筋《もうようたいきん》のことはご存知ですね。

あ、お一人だけ新人の方がいらしたのですね。

それでは、患者の方を対象にするように易しく、易しくお話いたします。

大切なことは何度も繰り返します。

それではまず正視《せいし》のことを考えて見ましょう。

正視とは

理科の時間に習った図を思い出してください。（【図】正視）

正視の目は空のお星様やお月さんを見るとき、ピント合わせをする水晶体は薄く扁平になっています。

見ようとする物体が近づくと水晶体が膨らむのはご存知でしょう。遠ざかると薄くなりますね。

そこで想像してみてください。

遠くからバスが近づいてきます。（【図】近づくバスを見る）

【図】近づくバスを見る

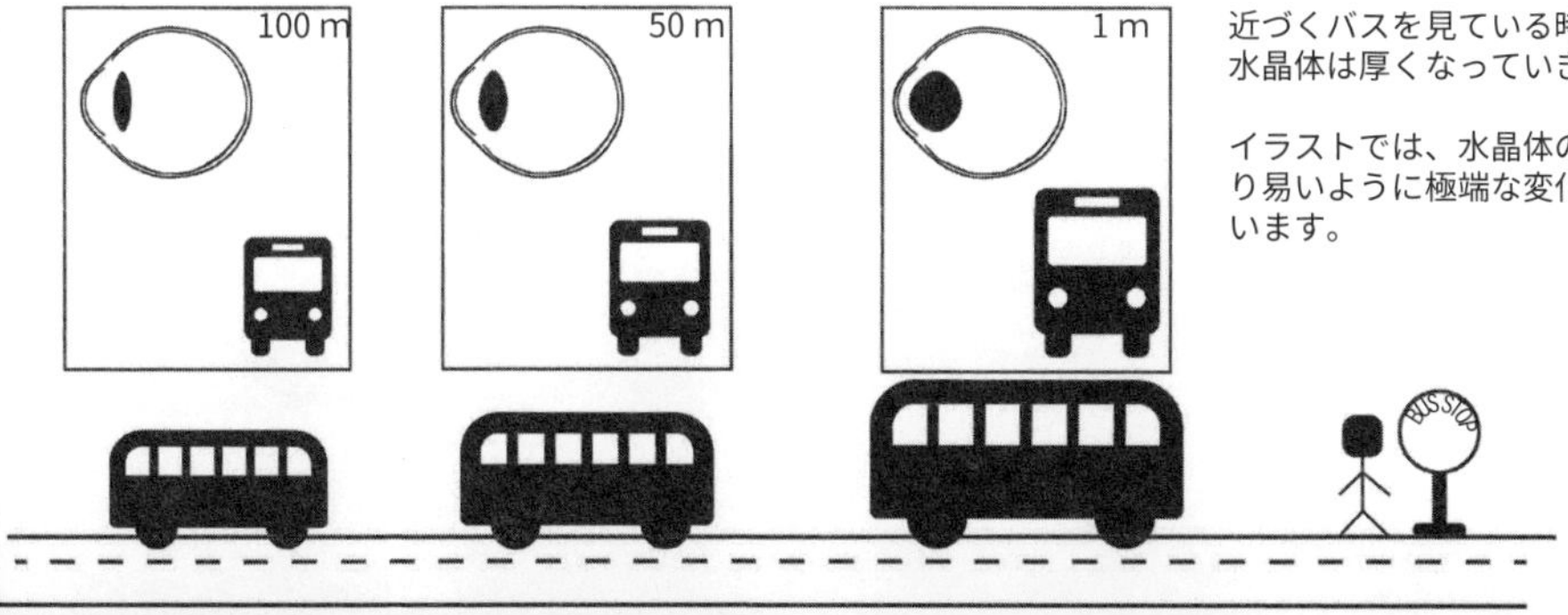

近づくバスを見ている時
水晶体は厚くなっていきます。

イラストでは、水晶体の変化が解り易いように極端な変化を表しています。

１００ｍ、５０ｍ、３０ｍ、１０ｍ、５ｍ、１ｍと目はバスを見続けます。

１ｍまで近づくと水晶体はものすごく膨らむと思うでしょう？

ピント合わせは、どんなしくみ

ところが、１ｍの距離を見るとき、水晶体は、眼科で使う検眼レンズの一番弱いものから０・２５Ｄ、０・５０Ｄ、０・７５Ｄ、１・０Ｄと４番目の１・０Ｄしか厚くなりません。【図　水晶体の厚みと見る距離】

検眼レンズの１・０Ｄ（11頁参照）を見てください。本当に薄いでしょう。

でもそこからおそろしいほど水晶体は厚くなります。

５０㎝に来ると、２・０Ｄ、２５㎝で４・０Ｄ、１０㎝で１０・０Ｄと言った具合に。

ちょっと難しいですね。「Ｄ」という文字が出てきました。「Ｄ」は単位です。

ディオプターと読みます。

そこでＤの単位をタマネギの皮で考えて見ましょう。

１ｍを見ると皮１枚分、２５㎝だと皮４枚分、５歳の子供は２０枚分ほど厚くなります。

私のような年よりは皮１枚分も厚くなりません。

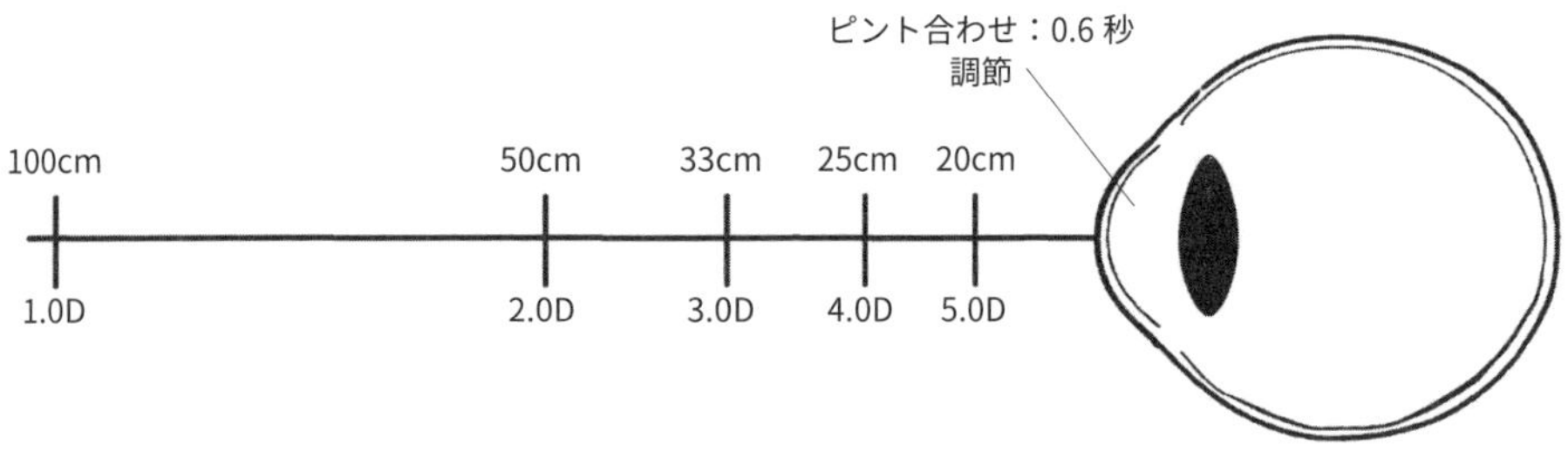

【図】水晶体の厚みと見る距離

ぼやける位置で、年齢も、性格も、わかる。

ここで、皆さん手を前方に伸ばして指を立ててください。

メガネ、コンタクトの方は掛けたまま。

その位置から近づけて、指の指紋がぼやけたところで止めてください。

これで目の年齢が判ります。正直にやってください。

Aさんは、若いですね１２㎝、Bさんは２５㎝、Cさんは２１㎝、Dさんは２０㎝、
Eさんは３５㎝、Fさんは３３㎝、Gさんは３０㎝、そして先生は４６㎝。

さて今計った距離のことを「近点」といいます。

では、年齢を当てますよ。

Aさんは２０歳、Bさんは４０歳、Cさんは３６歳、Dさんは３５歳、Eさんは４６歳、
Fさんは４５歳、Gさんの年齢４４歳、先生は５０歳前。

どうですか？ほぼ当てたでしょう。


Fさんは、本当の年齢は３８歳ですか。目の年齢は４５歳でした。

メガネを掛けていないし、視力も良いですね。


これからFさんにいくつか質問を致します。いくつ当てはまるでしょうか？

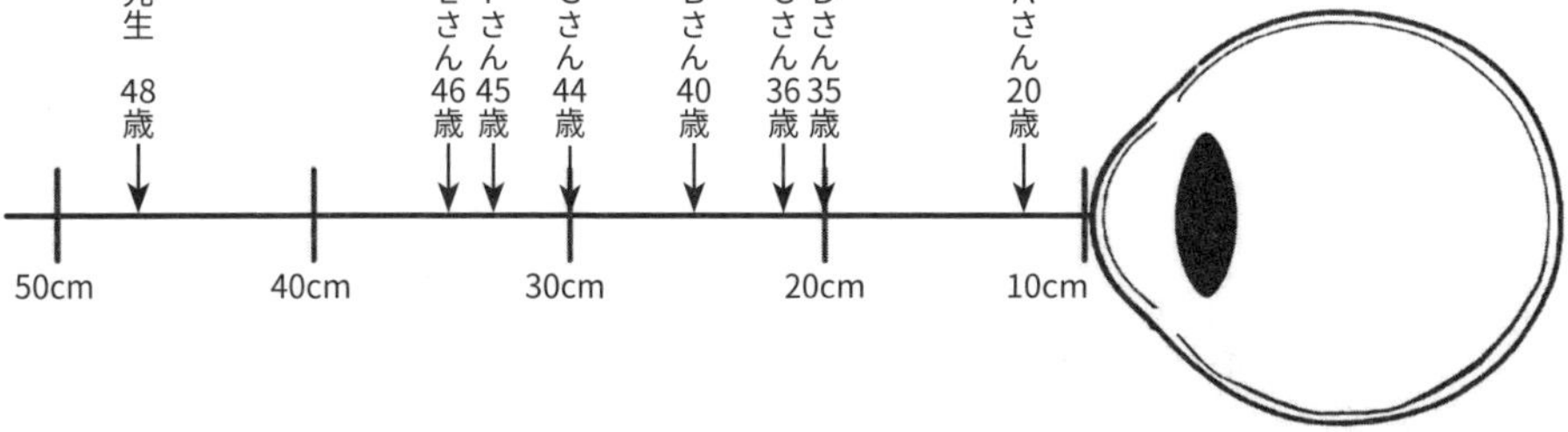

【図】このクリニックに見る近点と目の年齢

Q1 屋内での仕事より外での仕事の方が好き
Q2 授業ではスポーツが好き
Q3 どちらかと言うと飽きっぽいほうだ
Q4 事務系より営業向きと思う
Q5 首や肩が凝る
Q6 テレビを見たり、読書中に眠くなる
Q7 映画館では後ろの席に座る。前で見ると頭が痛くなる
Q8 どちらかと言うと要領がよい方だ
Q9 視力は良い

いかがですか？みな当てはまりましたか。
あなたは目に自信があるでしょう？

どうして近視度に差が生まれるの？

実は、世の中には視力が良くてFさんのような方が、大変多くいらっしゃるのです。
しかも皆、目が正常と思っているのです。
眼科の診療でも正常と見なされている方たちです。

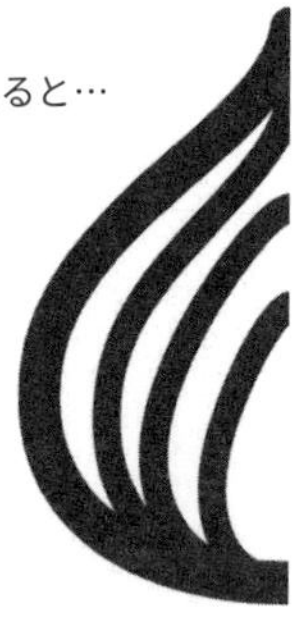

タマネギの皮１枚を 1D と考えると…

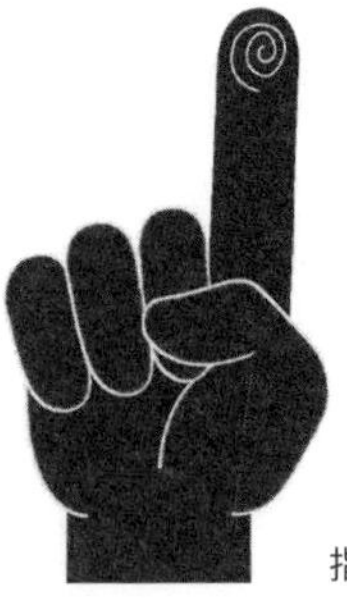

指の指紋がぼやけて見える距離を知りましょう。

そのような方達こそ、若いときに正しい指導を受ける必要があるのです。

隠れ近視

さて近視の話に戻ります。

メガネを掛けているDさん、Eさん近視の度はわかりますか？

Dさんはマイナス3・25D、Eさんはマイナス5・0D。

だいぶ度数が違いますね。視力が悪くなり始めたのは何歳ころですか。

Dさんは中2、Eさんは小6。

どうして近視度に差が生まれたのでしょう？

原因があるのです。大変重要なことです。

今後、患者さんを指導するうえでぜひとも知って置いて頂きたいのです。

この眼科でメガネを処方した人が強度な近視にならないように。

と言った内容で院内での勉強会は始まります。

これから本書に戻って「あなた」にお話しを進めます。

全般的に易しい内容ですが、ちょっと覚えてほしい部分があります。

長い人生を通して大変重要なことですので「覚えて」とお願いした部分は努力してください。

子供の方にもわかるように、お話いたします。

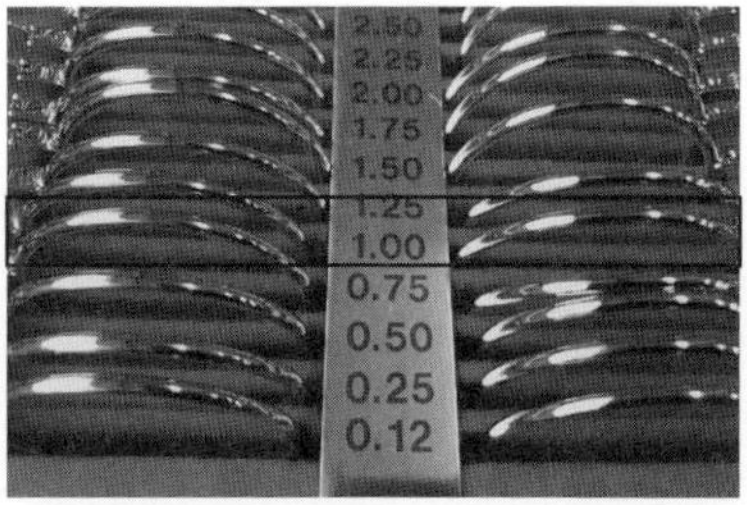

検眼レンズ。黒枠部分が 1.0D。

目のピント合わせの仕組みを理解しよう

ポイント　毛様体筋の状態

近くを見ている時は、緊張している状態〔輪を狭める〕

遠くを見ている時は、緩んでリラックスしている状態〔輪を広げる〕

目の仕組みについて説明します。

毛様体筋、チン小体、水晶体から成って、遠くを見たり近くを見たりと目のピント合わせをしています。（【図】目の仕組み）

毛様体筋は瞳孔や口などのように輪状筋です。瞳孔の根元にあります。

水晶体は、レンズ状になっており「遠くを見る時は薄く」「近くを見る時は厚く」なります。

目を向けたところにセンサーが反応して、水晶体が薄くなったり厚くなったりして、ピントが合うようになっています。

毛様体筋と水晶体は、チン小体というヒモ状の部位でつながっています。

毛様体筋は脳からの指令（交感神経、副交感神経）で自らが緊張して輪を狭めたり、弛緩して環を広げたりします。

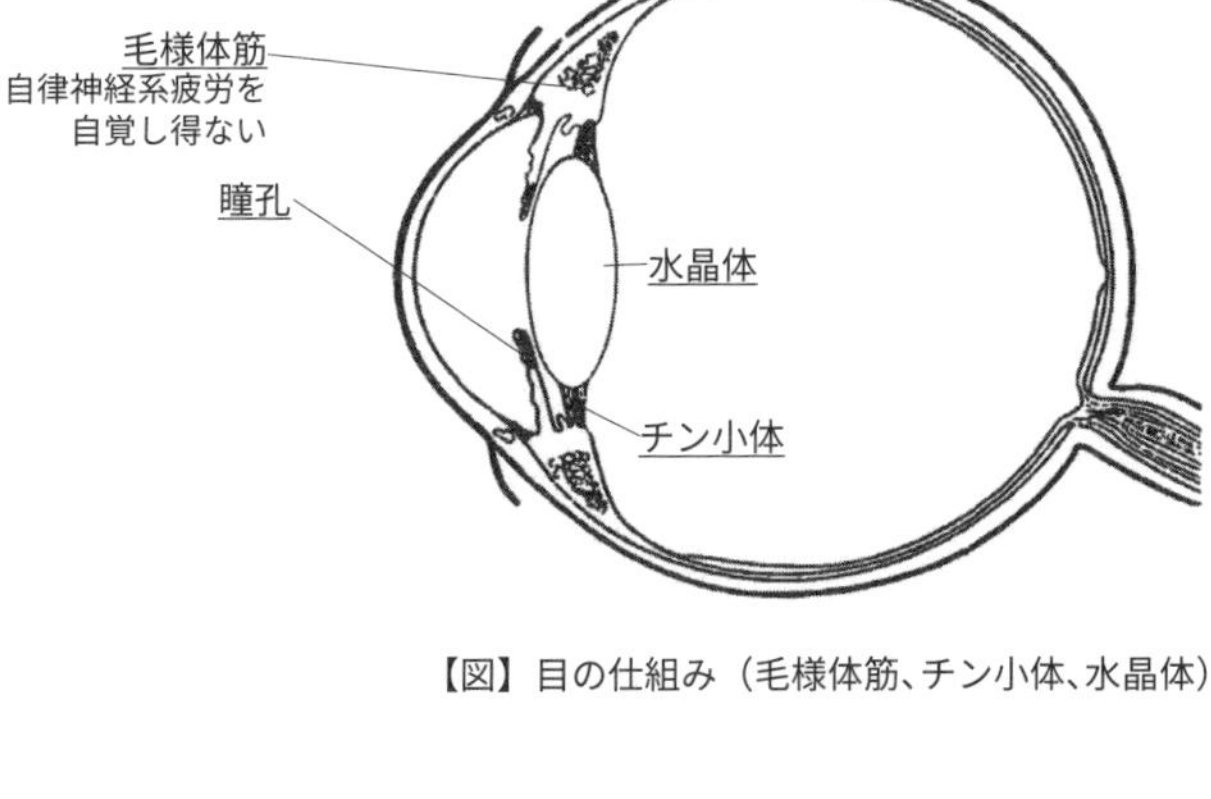

【図】目の仕組み（毛様体筋、チン小体、水晶体）

その動きがチン小体というヒモを緩めたり、引っ張ったりします。それで水晶体が薄くなったり、厚みを増したりします。（【図】ピント調整時の毛様体筋の動き）

しかし毛様体筋は緊張の力は強いのですが、緩む力は弱いです。

私たちの目は近くには強く調節しますが、遠くにピントを戻す力が弱いのです。

スマートホンやパソコンで近くを見続けると近視化するのはこのためです。

いまひとつ近視化の原因は、水晶体はゴム鞠のように厚くなりたいという弾性を持っているからです。目が持つ特徴が、本書のポイントになります。

見る距離と水晶体の厚み

9頁の「【図】近づくバスを見る」を思い出してください。

正視の人、メガネ、コンタクトで矯正している人が星を見ると、水晶体が厚みを増す（調節）量は「ゼロ」です。

1mを見ると1・0D、50cmを見ると2・0D、20cmでは5・0D、10cmでは10・0Dに厚くなると言いました。

また「D」がでてきました。そろそろ「D」の単位について説明しましょう。

まず、算数にあるような公式を覚えてください。

100を分子に、見る距離（cm）を分母にする計算です。

この本の基本になりますので覚えて欲しいことです。

【図】ピント調節時の毛様体筋の動き

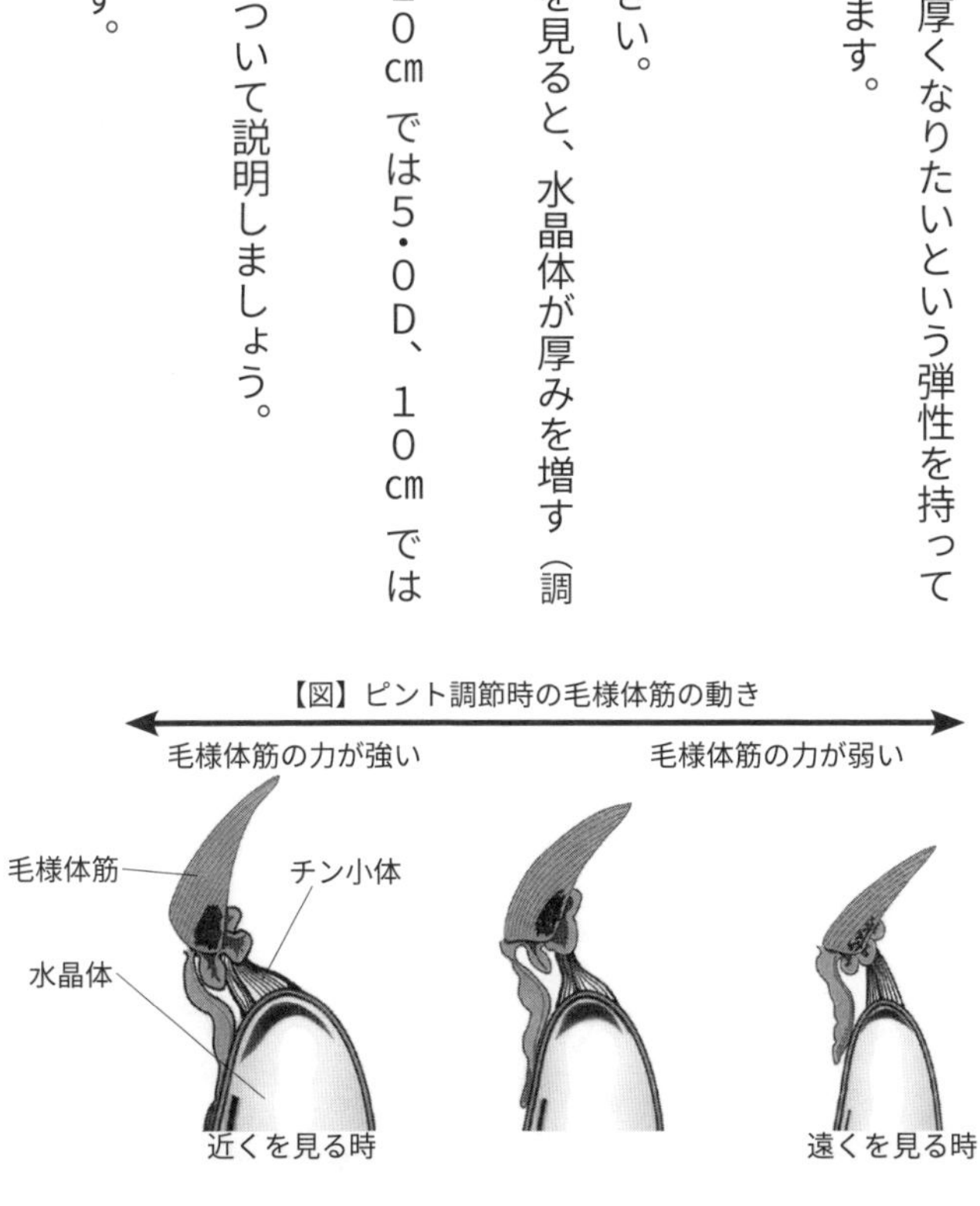

【出典】「調節機構」免疫組織学による研究
平塚満、小嶋直介、妹尾春樹

この本を理解するのに最小限必要事項です。

50cmなら「100÷50＝2」です。25cmなら「100÷25＝4」になります。

これで判りましたね。先ほどから出てきている「D」は単位のことでです。

Dはレンズの度（屈折力）の単位になります。

1・0Dをタマネギの皮1枚分で説明しました。

今ここで練習してみましょう。

見るまでの距離が、50cmなら？

33cm、20cm、15cm、9cmを計算して見てください。

人の目も1m（100cm）を見ると、1・0D。

50cmを見ると2・0D、25cmで4・0Dと言うように厚くなります。

年齢と水晶体の厚み

小学生なら5〜7cmまで近いものが見えます。5cmなら、「100÷5＝20」。

20・0Dも厚くなるのです。

式①の「100÷cm＝D」は、cmとDを入れ替えると。

100÷D＝cmという式にもできます。

覚えてほしい計算式①

見る距離（cm）から厚み（D）を求める

D ＝ 100 ／ cm

＊Dとは
焦点距離1m（100cm）のレンズの度を1.0Dと決めたのです。

覚えたら自分の近視の度も測定出来る特技を会得できますよ。
自分の老眼メガネの度数も決められますよ。
くどいようですが、もう一度。計算式は覚えてください。
１００を距離（㎝）で割るとＤ（度）、１００をＤで割ると距離になります。
いつでも反射的に暗算できるまでになってほしいのです。
19頁の表は年齢と近点（㎝）の比較です。
年齢と共に水晶体が硬くなっていくのがわかるでしょう。
幼児なら５～６㎝まで近くまでピント合わせができます。
でも２０歳になればそんなことはできません。
２０歳では、１０㎝より近くはぼやけます。
３０歳では１８㎝、４０歳で２５㎝が見える最短距離です。
老眼が始まります。
５０歳で２・０Ｄですから、５０㎝より近くのものはぼやけて見えるでしょう?
６０歳だと１・０Ｄしか厚くなりません。
私のように７９歳の水晶体はガラス玉のようになっています。
老眼メガネが必要です。水晶体の動きをメガネの凸レンズに代わってもらうのです。
これを理解すると自分の老眼メガネの度数も求められます。
先ほどの計算式を利用すると自分の老眼メガネの度数も求められます。

覚えてほしい計算式②

見る距離（㎝）から厚み（Ｄ）を求める

$$cm = 100 / D$$

＊見る距離と近点、膨らむ量を調節力といいます。

脳が気付かない毛様体筋の疲れ

手や足の筋肉はすぐに疲れます、すると、脳が「休め！」の指令を発します。

どの作業においても、目は数十cmのものを見続けています。

その間中、毛様体筋は緊張し続けて、疲労困憊しているのです。

でも、脳は毛様体筋の疲れを感じません。だから「休め！」の指令を発しません。

もしも、毛様体筋の疲れを脳が感知したら、読書や勉強をすぐにあきらめるでしょう。

人類の知的な発展はなかったはずです。

神の贈り物と思われませんか？

重い物を持ったり、走ったりしたとき、手や足の筋肉は数分で疲れを感じます。

すると、脳が「休め」の命令を出します。

普段気にしない心臓の動きも走り続けると、苦しくなります。

「苦しい」と感じるのは、脳が「休め」と指令を出しているからです。

高層ビル火災からの脱出劇だった映画『タワー・リング・インフェルノ』では、窓枠にベッドシーツを結び地上へ脱出する女性のシーンがあります。

必死にシーツをつかみますが、数分もしないうちに落下してしまいます。

シーツをつかみぶら下がる中で、筋肉は疲労し脳が「休め」の指令を出してしまうからです。

近点（cm）	調整力（D）	年齢
5	20	10
6	16.6	
7	14.2	
8	12.5	
9	11.1	15
10	10	
11	9	
12	8.3	20
13	7.6	25
14	7.1	
15	6.6	
16	6.2	30
17	5.8	
18	5.5	
19	5.2	
20	5	35
21	4.7	
22	4.5	
23	4.3	
24	4.1	
25	4	40
26	3.8	
27	3.7	
28	3.5	45
29	3.4	
30	3.3	
31	3.2	
32	3.1	
33	3	
34	2.9	
35	2.8	
36	2.7	
37	2.7	
38	2.6	
39	2.5	
40	2.5	
41	2.4	
42	2.3	
43	2.3	
44	2.2	
45	2.2	
46	2.1	
47	2.1	
48	2	
49	2	
50	2	50

【表】近点と調整力換算表
水晶体は歳とともに硬くなり、厚くなりにくくなる。
5 歳では、20D。70 歳では、0D。

屈強な男性でも、同じことです。

命を左右するなかでも、脳は「休め」と指令を出してしまうのです。

毛様体筋は疲れても脳が気づきません。

ゲームに夢中な子供だけではなく、パソコンで資料作成、アニメなどの画像作成、また製品検査において、気がつくと何時間も作業が続けられます。

徹夜で勉強する受験生の姿は、6世紀に始まった科挙の時代から延々と現代に続きます。

様々な発明も、芸術も、書籍が生まれたのも、こうした毛様体筋の疲れを脳が感知しないからと思えてきます。

どうして近視になるの？

子供が勉強をしているとき、手や足のように目が数分で疲れを感じたら、すぐに休んでしまうでしょうね。

でも、先に話したように、目（毛様体筋）の疲れを脳が感じないので、1時間でも2時間でも、5時間でも読書が続けられます。

25㎝の距離を見つめると水晶体を4・0D厚くし続けます。

3時間続けば3時間分、5時間続けば5時間分だけ疲れは溜まるはずです。【図①】

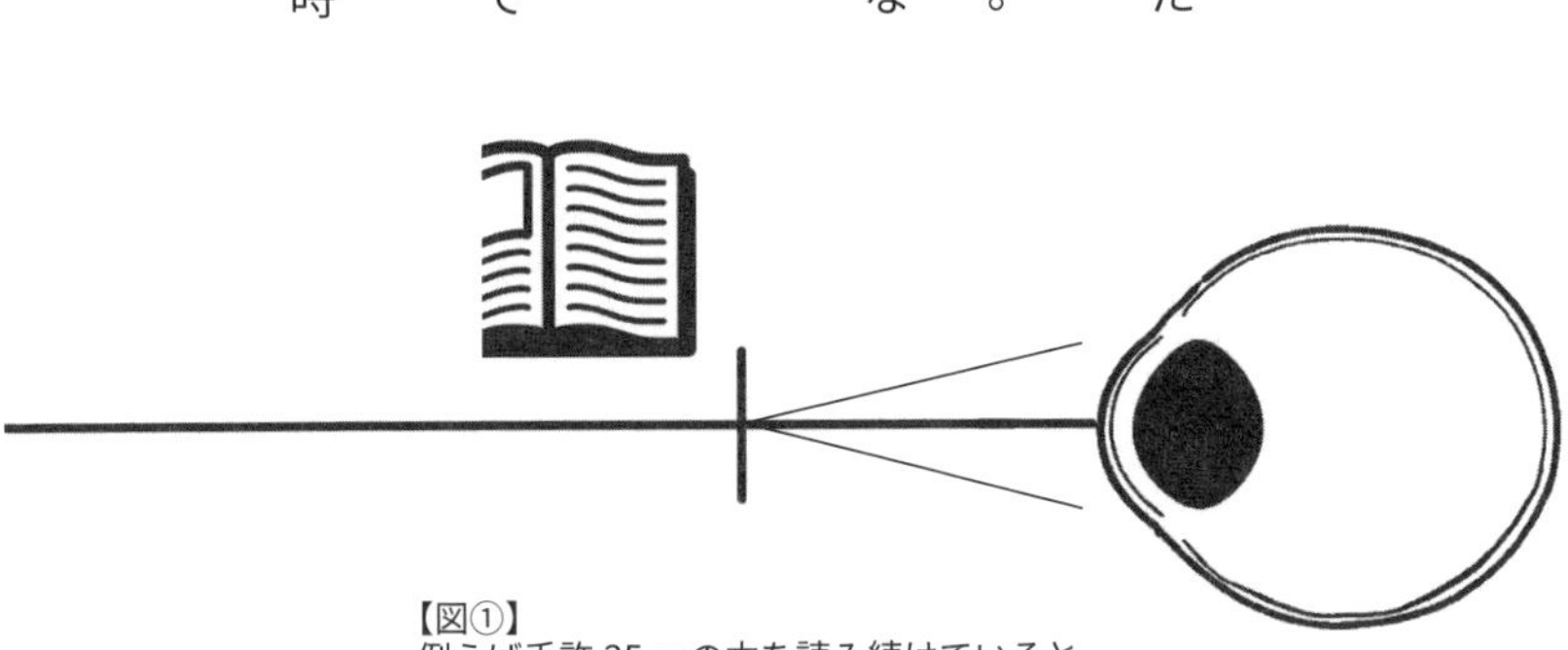

【図①】
例えば手許 25 ㎝の本を読み続けていると…。
水晶体は 4.0D と厚い状態のままで、毛様体筋が疲れる。

そのような時、窓を開けて数分遠くを見るだけで疲れが取れると思いますか。【図②】
握力と同様に、毛様体筋は緊張して輪を狭める方に強く、緩む（輪を広げる）方は弱いでしょう。緩めようとしても水晶体は厚くなりたい弾性を持っていますので、元に戻りにくいです。【図③】
4・0D厚くなったものが3・0Dしか戻らなくなれば、1・0Dだけ厚いままになるでしょう。
すると……計算しましょう、
100÷1＝100㎝（1m）を見続けます。
1・0Dだけもどらなければ、1mより向こうはぼやけてしまいます。
学校の健診で視力低下を知らされ、お母さんがあわてるのはこの時期です。
5mの視力表を見ても1mより遠くはぼやけるので視力は0・5くらいでしょうか。
これが近視の始まりです。
仮性近視という時期です。戻そうと努力すれば戻る時期です。

視力が落ちたら必ず眼科に。

先にお話したように近視の始まりは視力の低下で知らされます。
でも、視力が落ちる原因は近視以外にいっぱいあります。
むしろ近視以外の原因で視力が落ちる場合はより深刻なことがあります。

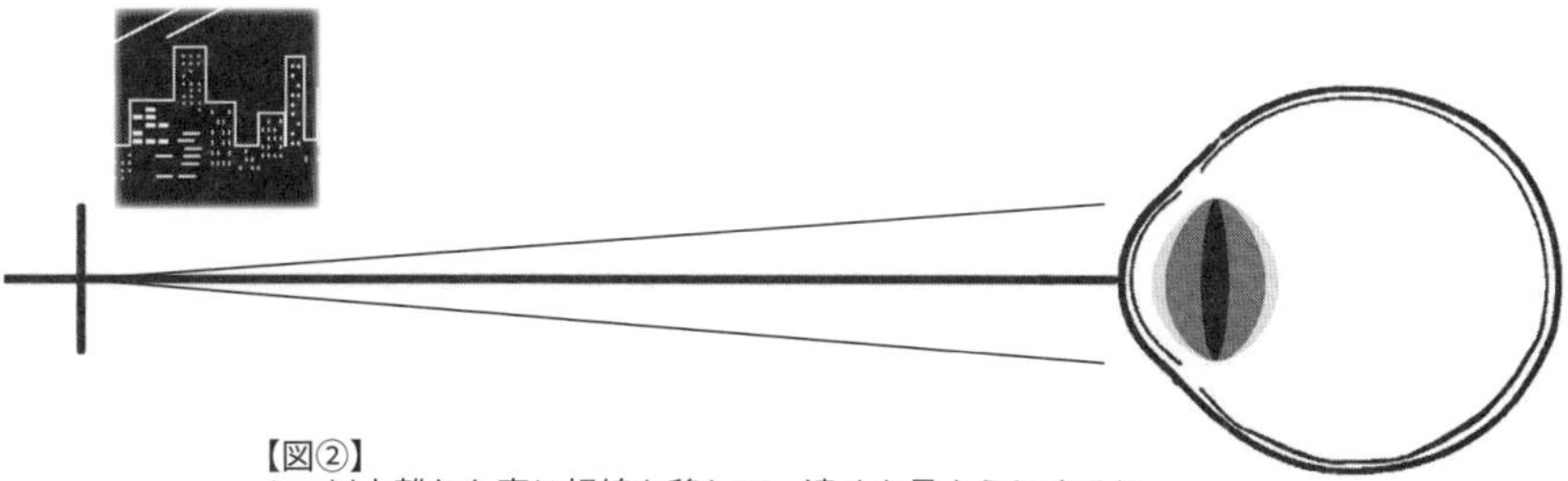

【図②】
1m以上離れた窓に視線を移して、遠くを見ようとすると、水晶体は薄くなりくっきりと見える。

一つの例として。子供は、遊びの最中に目にショックを受ける場合が絶えず起こります。

ピンポンの玉が目に当たっただけでも、またゴツンっと頭をぶつけただけなのに、網膜剥離《もうまくはくり》を起こしたりします。

網膜剥離とは、目をボールにたとえると、ボールが地面に当たった瞬間はボールの内圧が上がります。

地面を離れると内圧は内側に下がります。

眼球は外側に固い強膜、一番内側に薄い網膜があります。

内圧が上がった直後に下がると、網膜が剥がれます。

ボクサーが選手生命を終えるのはこれが原因の場合が多いです。

目の異常は気付かない場合が多いです。どうしてでしょうか。

眼球は2つあります。片目に重大な異常があっても両目を開いたとき正常な方の目がカバーして異常に気付かないのです。異常が起こるのは片目のほうが多いので、気付かないうちに大変なことになっているかも知れません。

目にごみが入って片目をつぶったり、眼帯をして始めて気付くこともあります。

時々片目を閉じて見比べることをおすすめします。片方にどこか視野欠損があると網膜から脳の異常や緑内障などを早期発見できます。近視の話から横道にそれました。

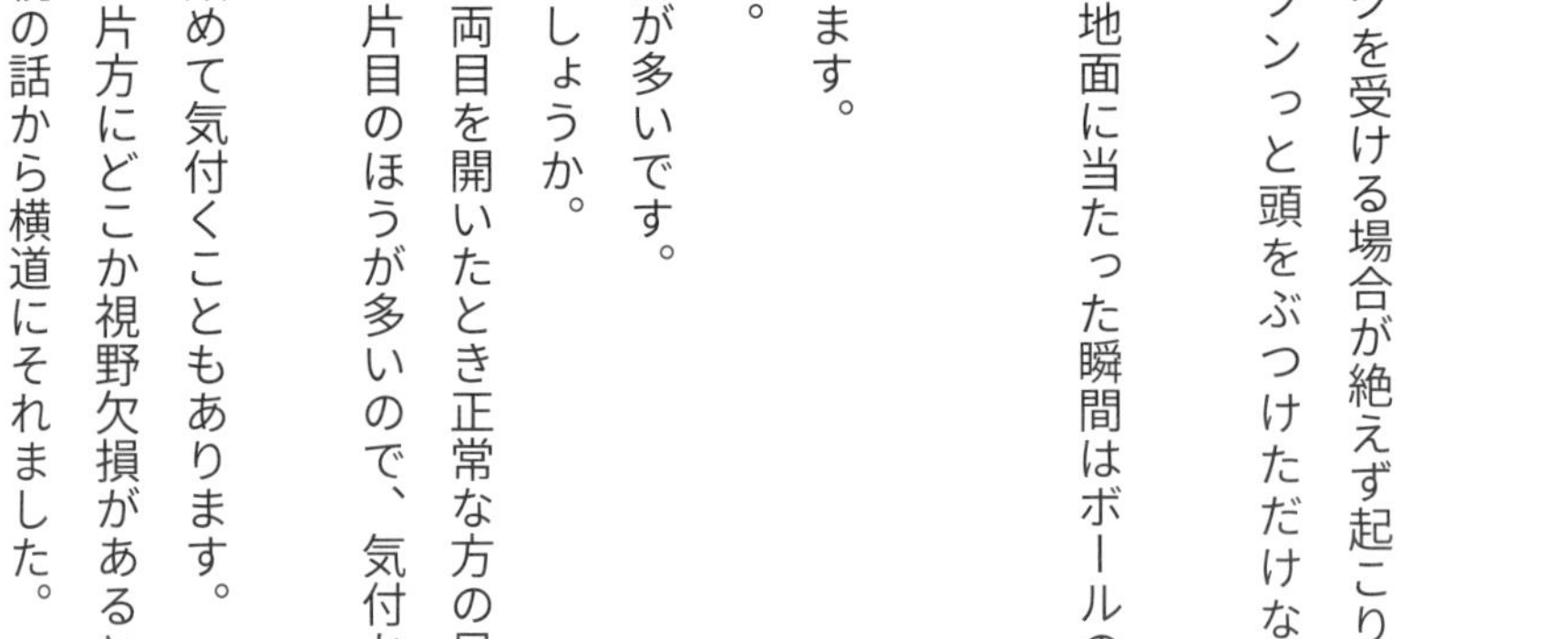

【図③】
もし 4.0D 膨らんだ状態から 3.0D しか戻らない状態になったら、1.0D の厚みが残り、ぼやけて見えてしまう。近視の始まりで「仮性近視」と言われる。

仮性近視

仮性近視とは、先ほどのように毛様体筋が疲労して、水晶体が一時的に厚くなって、薄く戻そうと思えば、戻せる近視の初期の状態です。

まだ視力が戻る時期でもあります。

昔は、遠くの山を見つめるよう学校で指導していました。でも、スマートフォンの時代になって、遠くを見るだけでは戻りません。毛様体筋を戻す（緩める「薄くする」）時間より締まる（緊張する「厚くする」）時間のほうが遥かに多いからです。

多くの眼科では、より積極的な方法としてワックと点眼薬（目薬）の併用を取り入れたのです。

今一度、毛様体筋、チン小体、水晶体について考えてみましょう。

毛様体筋は脳から指令（交感神経、副交感神経）で自らが緊張して輪を縮めたり弛緩して輪を広げたりします。

緊張すると輪が小さくなり、チン小体が緩みます。すると水晶体が厚みを増し、近くへピントが合います。

毛様体筋が弛緩して輪が広がるとチン小体が引っ張られ水晶体が薄くなり遠くにピントが合います。

繰り返しますが、毛様体筋は握力のように握る（緊張する）力は強いですが、手を開く（弛緩する）力は弱いのです。

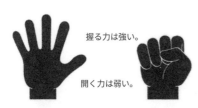

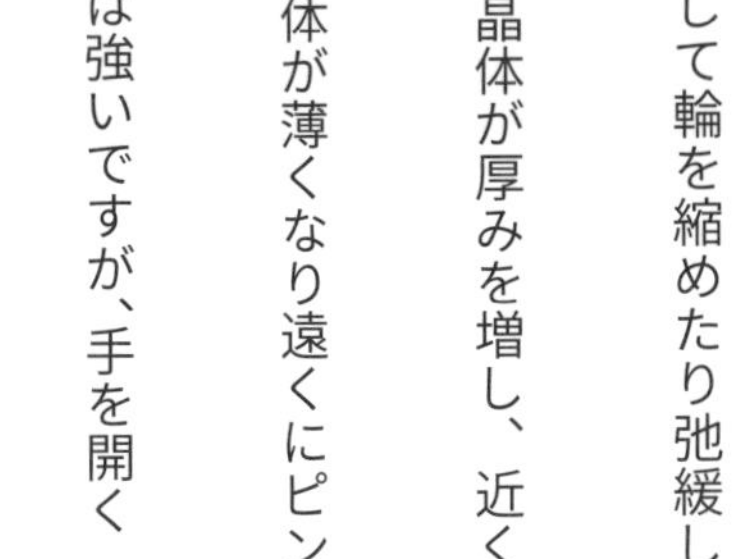

何を知ってほしいかと言えば、目は近くを見る時に最大限にピントを合わせをします。
しかし遠くを見る時は、充分にピント合わせが出来にくいのです。
初期の段階、それも初期の段階であれば、努力をすれば正視に戻ることができます。
こうした段階を「仮性近視」と言います。

第1章 仮性近視。どうすれば戻るの？

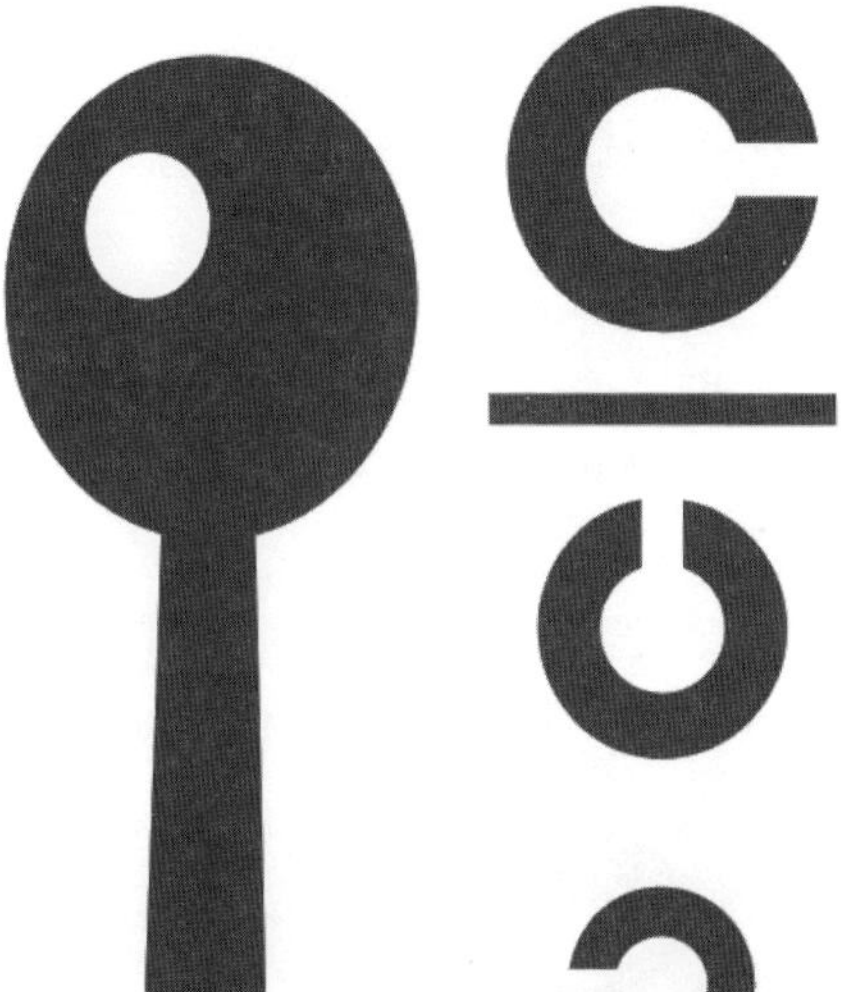

眼科に行くと、点眼薬とワックが使用されています。

①点眼薬とワック

学校の検診で視力が落ちると眼科に行くように指導されます。

大方の眼科では、仮性近視や進行性の近視に対して、ワックが使用されます。合わせて昼間に使う点眼薬と寝る前に使う点眼薬をすすめられます。

昼間のは栄養ビタミン剤のようなものと考えてください。

寝る前のは、毛様体筋を麻痺させる薬です。眼底や、眼内を検査するとき瞳孔を開かせるために使う散瞳剤の薄めた液体です。麻痺させる薬ですから使用に注意が必要です。

眼科医しか処方できません。

１９９５年に起きた地下鉄サリン事件の時、被害者が「暗い」「日が暮れたようだ」と言ってました。サリンは瞳孔が収縮して小さくなりますので、あたりが暗く見えたのです。

そのときに都内の病院の眼科が対症療法として主に使用するように指導したのがアトロピンという散瞳剤でした。これはベトナム戦争時の枯葉作戦で使用された薬品です。

日中の光を眩しく感じさせて戦闘ができないようにするために撒かれていました。

おやすみ前の点眼薬として処方されるのは、散瞳薬をごく薄めたものです。

それでも、昼間に使うと眩しさを感じる場合があるので、寝る前に使うのです。

目薬には昼に点眼するもの、夜に点眼するものの二つがあります。

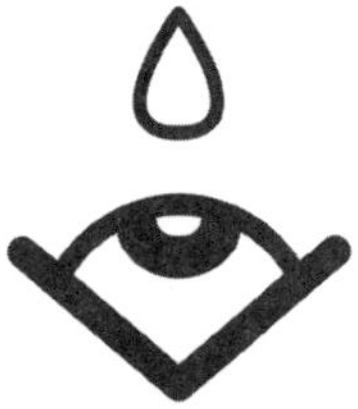

②凸レンズ装用雲霧法

点眼薬の化学療法に対して、凸レンズを使った目の生理的な働きに作用する物理光学的な方法です。メガネを処方するとき、検査の前に目を充分休ませて、水晶体を出来るだけ薄くしなければ正しいメガネが作れません。

そのために凸レンズ（老眼メガネのような）を３０分掛けさせて遠くがぼやけるようにする方法が昔から眼科で採用されていました。

レンズによって、離れたものを見るとぼやけるので、雲霧法（Fogging Method）といいます。しかし掛けると物がボヤケルので、子供たちはいやがりました。中には待っている間、目をつぶったり、はずしたりします。３０分も掛ける割に効果が期待できません。

③散瞳

凸レンズによる雲霧法の代わりに、水晶体を薄くするために、先に述べた散瞳薬の濃い目に調合したもので散瞳させます。

そしてオートレフトラクトメーターと言う器械で計測します。

オートレフトラクトメーターは世界中の眼科、メガネ店で使用されている器械です。

散瞳したので、水晶体が「薄くなっている」と信じられています。

しかし、水晶体はゴムまりのように厚くなりたいという弾性をもっています。

散瞳が確認できても水晶体が無調節になっている補償はありません。

④ワック（両眼視簡易検査装置）

何とか快適に短時間に雲霧法の代わりが出来ないかと工夫したのがワックの始まりです。

私が奈良医大で故中尾主一教授とメガネ外来を開設したときに、先生の協力で開発しました。

今ではワックは、全国の眼科の５０％で使用されています。効率的、スピードの時代に凸レンズを装用する雲霧法や散瞳してのオートレフトラクトメーター検査よりワックの雲霧が短時間で遥かに効果があるとの高い評価をいただいています。

またレンズ矯正時に視力がスムースに出せるので、効率的になると喜ばれています。

たった5分覗くだけで、1時間以上遠くを見つめる代わりをするので、視力がその場で上がるのが体感できます。

ワックを5分覗くと視力が思いのほか向上しますので、本来の雲霧（気を付け）より、近視対策に使用されるようになりました

何日かワックを続けても視力が上がらなければメガネを勧めるというわけです。

ワックは悪質な民間療法を淘汰したとも眼科の先生方に評価されています。

本器については、94頁をご覧ください。

⑤その他の方法…オルソケラトロジー

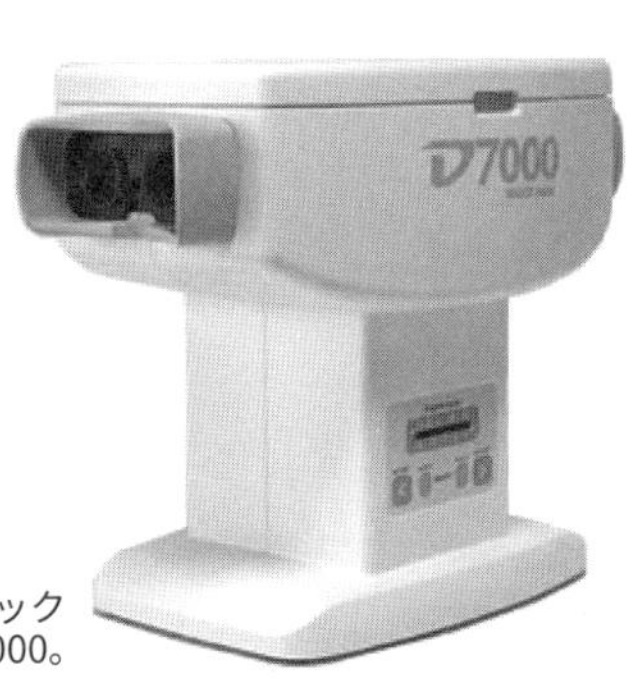

【図】両眼視簡易検査装置ワック
最新機種の D7000。

アメリカのＦＤＡで認可されてから日本でも取り入れている眼科があります。睡眠中に装用するコンタクトレンズと思ってください。（【図】オルソケラトロジー）角膜のカーブより少し扁平なコンタクトレンズを就寝中に装用するのです。寝ている間に角膜がコンタクトのカーブになじんで少し扁平になります。すると少し扁平になった角膜を通る光は網膜に届きます。

問題は、先生により賛否両論あります。もっとも日本では年齢制限があり、学童への処方はみとめられていません。近視の進行は２０～２５歳で止まりますので、若いうちに採用されることが望ましいのですが。

近視は進化でしょうか、退化でしょうか

ブラインドケイブフィッシュ（【図】ブラインドケイブフィッシュ）は、外界から遮断された真っ暗闇の洞窟に生息する熱帯魚です。

光のない世界では目は役に立ちません。長い年月の間に、目玉はなくなり体のほかの感覚で餌を食べたり、泳いだりするようになったのです。

私は昔エンジェルフィッシュやネオンテトラの熱帯魚を飼っていた時に購入したことがあります。目がないのに上手に餌を食べるので感心したものです。

目玉については退化でしょう。しかし魚本体としては退化でしょうか、進化でしょうか。環境に適応したことと考えれば、進化といえるでしょう。

【図】オルソケラトロジー

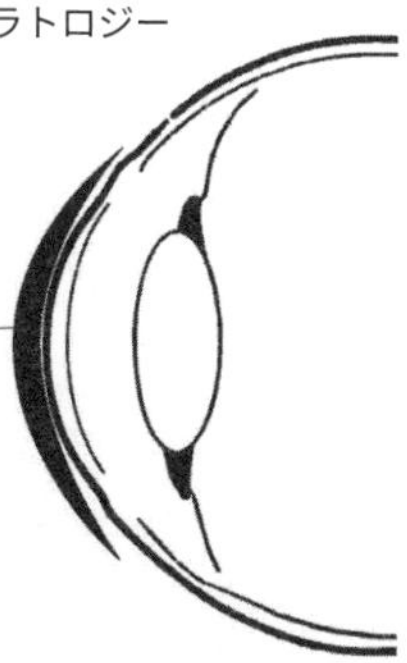
オルソケラトロジー
扁平なカーブをもつコンタクトレンズの一種で、
角膜のカーブを矯正する。

さて、我々人間はどうでしょうか。仮性近視で視力が落ち始めた段階では、なるべく近くを見る時間を減らし、遠くを見る時間を増やす必要があります。

しかしスマートフォンやゲームに加えて学校教育の場にもパソコンなどの端末画像が採用される現代の生活では、遠くのものを見るチャンスはごく限られています。私たちはもう遠くを見る必要がなくなった時代におかれているのです。25cmを見続ける子供の目は絶えず4・0D調節したままです。戻すチャンスは非常に少ないのです。

現代社会に順応して近視化するのは、進化といえるでしょうか？

仮性近視から真性の近視に進むのは避けられないのが現状です。

古代人に比べて、現代のメガネを掛けた人たちは進化した人種と言えるでしょうか。

近視を否定的に解釈すれば退化、肯定的に解釈すれば進化ともいえます。

ブラインドケイブフィッシュを思い出すたびに、そのようなことを思います。

近視進行と年齢

近視の進行と、美容体操、ダイエットは良く似ています。

運動を怠けて好きなものを好きなだけ食べる人と運動を心掛けてダイエットを意識する人とでは、体型に大きな差が生まれますね。

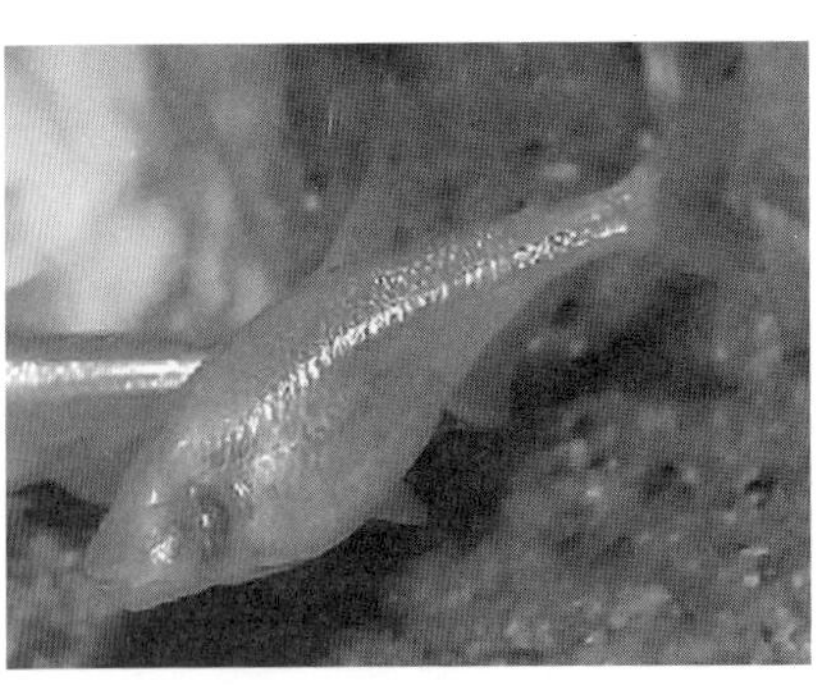

【図】ブランドケイブフィッシュ

体重、体型の変化は幼児から高齢になるまで気をつければ正常に維持できます。

しかし、目は２０歳を過ぎると水晶体が硬くなり始め、近くに順応して近視が進むような余裕がなくなります。私のような高齢者の水晶体はガラス玉のようなっています。近視の進行は、以前は高校生どまり、と言われていました。しかし、最近では大学生やオフィス勤めの２０代でも進行が見られます。２５歳までは、近視進行に注意が必要です。

これは先に述べた近くを見る作業が数十年前と比べて大きく増えたからです。

２０歳では近点が１１㎝、３０歳では２０㎝くらいになります。３０歳からは急に水晶体が硬くなります。

近点とは物を近づけてぼやける限界点のことです。（「近点と年齢別比較表」参照19頁）

結局は近視になるとしても何とか最初に努力することは大切です。最初の努力の間に遠くを見ること、姿勢の大切さを知るからです。幼少時から２５歳までは努力の成果があります。近視の進行は、ほぼこの歳までです。

点眼薬による薬物療法、ワック等による物理療法をしてメガネを処方した人と、何もせず容易にメガネをかけた人とでは、その後のメガネレンズの度数が大きく違ってきます。

視力が落ちない、近視にならない、近視が進まないようにするには、日ごろの自己管理が大切です。医師もスタッフも、患者さんに充分な説明や指導をする時間がありません。

また、患者さんにとっても、いろんな質問をするには遠慮の気持ちが働きます。

どのように自己管理をするかについて、医師に代わって書いてみました。

自己管理法

〔1〕読書の距離を「30㎝離すこと」の意味

お星様を見る時は、水晶体の調節はゼロです。50㎝を見ると調節は2・0Dでした。33㎝の文字を見ると3・0Dです。25㎝では4・0Dです。

兄弟二人が勉強しています。兄は33㎝、弟は25㎝で本を見ています。

年齢と水晶体の厚みを求める計算式を思い出してください。

調節は3・0Dと、4・0D、その差は1・0Dです。(【図】兄弟の比較①)

ところで、お星様を見ると調節はゼロ、1mの距離でテレビを見ると1・0Dの調節でした。たった33㎝と25㎝で、星を見るのと、1mのテレビを見るほどの違いがでるのです。25㎝と20㎝でも1・0Dの差が出ます。10㎝だと1㎝近づくだけで1・0D厚くなります。

このように近い距離では、ほんの数㎝で水晶体が大きく膨らむのです。(【図】兄弟の比較②)

昔から読書の距離を離して、と言われていますが、距離とレンズのふくらみの関係を理解していなければ説得力がありません。

〔2〕必ず眼科の指導を受ける

視力の落ちた原因が近視以外にないかを調べてもらうことが大切です。視力が落ちたら

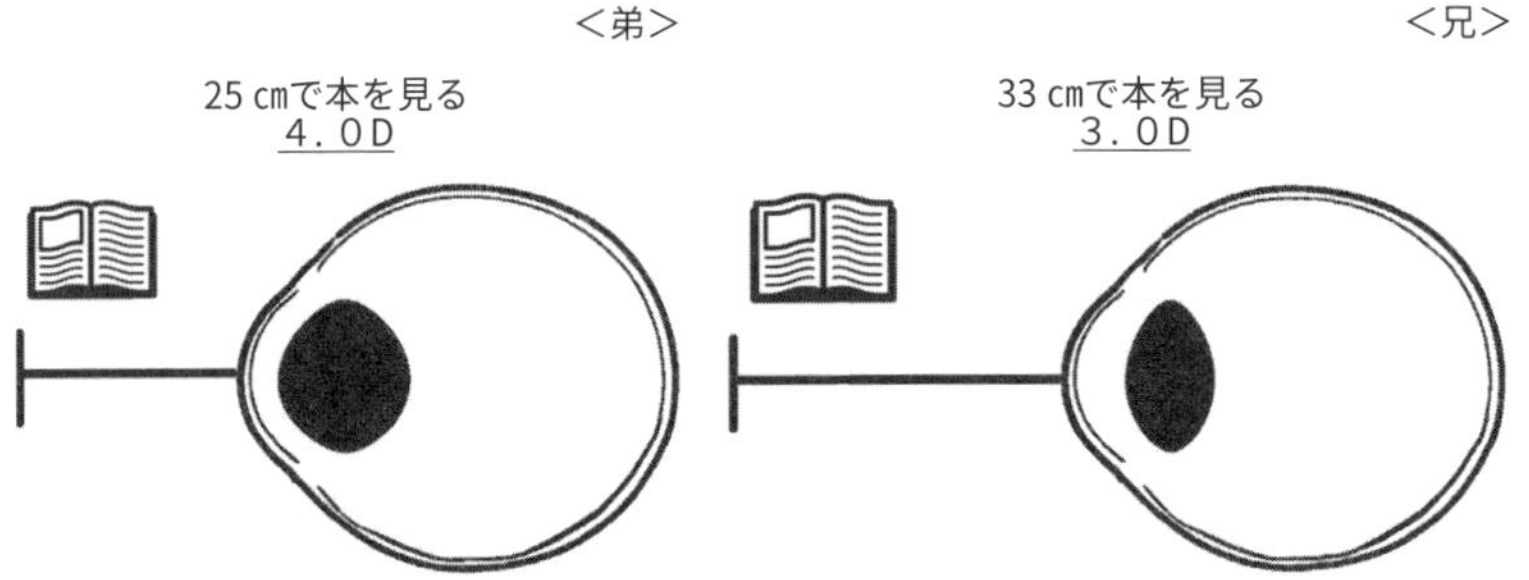

【図】兄弟の比較①。33㎝と25㎝で本を読む兄弟。

メガネ店に駆け込むのはダメです。先ずは眼科に。

〔3〕眼科とメガネ店

４０～５０年前になりますが。

メガネは、高い技術を持ったメガネ店で作っていました。

眼科にて発行された処方箋から、レンズを選び一人ひとりのサイズに合わせてフレームを調整し、掛けやすく見やすい快適で安全なメガネを作っていました。

街には、時計メガネ宝飾兼業のお店が多くあります。

時計よりもメガネは利益が大きいので、さらに技術を磨きメガネ専門店に転業するものも増えました。また経済成長期にはチェーン店として発展したものもあります。

眼科では眼の疾患を調べ、メガネの処方箋を発行して、患者の快適な生活への導きをします。メガネ店は、その処方箋を元に、快適で安全なメガネを作り、生活の質の向上への一助とします。知識を有する者同士で、役割分担ができていたのです。

ところが、メガネ店の開業には、都道府県知事への届け出と認可でできるようになり、やがて「規制緩和」からは届け出のみで開業が可能になってしまいました。

例えば検眼。自動検眼機（オートレフラクトメータ）から、目の測定も機械化され誰でもできるようになったのです。

知識がなくとも、より自動化され誰でもできることから、技術力の競争から価格競争と

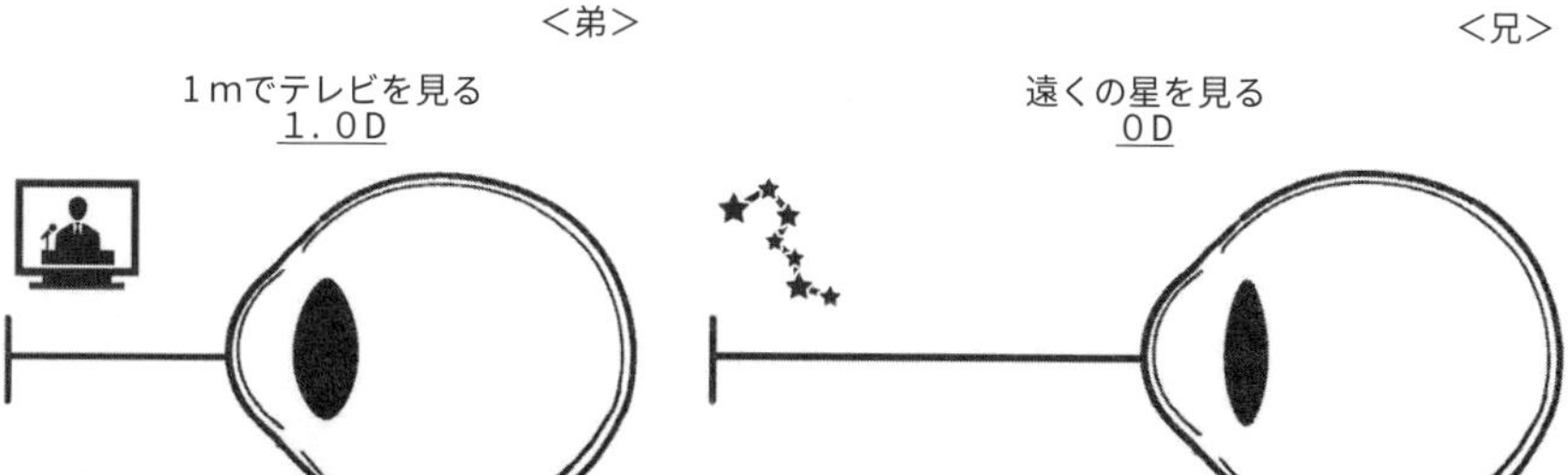

【図】兄弟の比較②。実は、星を見るのと、１mのテレビを見るほどの違いがあります。

なってしまったのです。

薬店には国の資格を持つ薬剤師が義務付けられています。しかし眼鏡店は国の資格を必要としません。いや薬剤師のような国の認める資格は存在しません。

1955年に大阪で眼鏡技術者協会が出来、将来の国家試験のために勉強会や講習会が催されました。私も当時の会長、理事の方に頼まれて各地の講習会で講義をしました。また、中尾先生が教鞭をとっておられた大阪の眼鏡学校でも講義の応援をいたしました。

しかし未だに国家資格は存在しません。先の協会は現在も続き、公益社団法人日本眼鏡技術者協会としてまじめに活動しています。協会では試験により認定と言うお墨付けを、出しています。

一時持ち上がった国家試験は夢となりました。理由はともかく、皆さんに知っておいてほしいのは、眼鏡店の質が天と地にかけ離れていることです。

本書で勉強して自分の目を自己防衛しなければならない現状なのです。

目を守り、人の生活に寄与するメガネには、大変な技術が必要にも関わらず。

メガネが出来たら処方箋通りに出来上がっているかどうかを眼科で見てもらいましょう。時として乱視が逆に入っている場合もあります。

人がやることなのでミスがないとも限りません。

合わないメガネが売られています。

最近、知人からお孫さん（中学1年）のメガネことで相談を受けました。

学校の健康診断で、視力が0・3と知らされて、量販型のメガネ店でメガネを作ったそうです。

お孫さんに聞いてみると「遠くは良く見えるようになったけれど、近くを見ると頭が痛くなる」と言います。

早速、私自身で調べてみると、遠点は39センチでした。正確な度は、マイナス1・75Dに乱視が0・5

〔4〕メガネの取り扱いあれこれ

折角のメガネです。正しく使い、視界良好にして過ごしたいものです。

そこで、取り扱いについて、いくつか書きます。

■フィッティング

メガネができたら、楽な姿勢で遠くを見ます。

そして首を伸ばして上や下を見ます。左右にも首を回しましょう。

その近辺を歩いてみましょう。いろんな角度で生活ができるかを確かめましょう。

その助けをしてくれるのがメガネ店の仕事です。

■レンズの汚れ

せっかく高いお金を払って作ったメガネなのに、指紋がついたり、油が飛んだりレンズが曇っても平気な人がいます。

指紋が付いただけで2万円のレンズが1万円に半減すると思ってください。

たとえばコーティング加工は高度な精緻な効果を出す為のものです。詳しくはネットなどで調べればよいですが、特定の波長をカットしたり、反射を防いだりと研究尽くされた技術の結晶なのです。


Dでした。

本来あるべき度数の倍の眼鏡が作られていたのです。

子供の水晶体はやわらかく多少の誤差では気付かないのに頭痛を訴えています。

メガネ店では、レンズ矯正もされず、ただただオートレフラクトメーター測定のままだったようです。

これほどひどいのは、初めての経験です。

隠れた被害者（?）のことが心配です。

メガネを作る際には、眼科で検査、処方を受けて、メガネ店を訪れることをお勧めします。

■レンズをごしごし拭いてはダメ

ハンカチやシャツの裾で拭いたりするのは避けてください。少しこするだけで、光の波長半分ほどの薄いコーティングが損なわれます。又ごみが付着していたら、傷が付きます。物理的な力でぬぐうのはあまりお勧めできません。専用の布や、ペーパーでもしかりです。私は毎朝、洗顔の時、指に洗剤（私の経験では食器用、固形石鹸がお勧めです）をつけてレンズを洗います。

ぬるま湯をかけて洗い流し、後は手の平に上部をポンポンと打ち付けて水滴を飛ばします。残った水滴は拭わずそのまま乾かします。拭うのはツルの部分だけです。

何年たっても私のメガネは美しい状態です。

■レンズ中心、特に上下のズレの見つけ方

メガネレンズの中心がズレていると、いろんな不具合が生じます。

長年かけているうちに、フレームがゆがんだりしてレンズ中心が瞳孔からズレていることが多いです。

特に上下のズレは深刻です。

人の目は横には自由に動きます。

しかし、カメレオンのように上下や斜めには動きません。

だから上下のズレには要注意です。

ほんの少しのズレでも目は一つに融像しません。視覚に影響を及ぼします。

メガネをかけたまま遠くの一点（時計でも、電灯でも）を見つめてください。

そのまま、目を寄り目にしてください。像が二重になりますね。

そのとき二つの像が上下にズレないかどうかを確かめてください。

このとき、首を傾げて、上下が合うぐらいなら心配ありません。

傾げてもズレが大きかったら、フレームがゆがんでいる場合が多いです。

メガネ屋さんでフレームを調整してもらってください。

たまに始めからレンズの上下がズレている場合もあります。

瞳孔間距離の横方向のズレは目が合わせてくれます。

しかし、上下は二重のままです。たいていの場合気付きません。

二重になっても脳がネグレクト（無視）するから気付くのは難しいです。

私は、同じ度数のメガネを3箇所のメガネ屋さんで作ってみました。

一つだけは上下のズレが観察され、首を傾げても上下が一致しません。

特にクルマの運転で一旦停止して、左右を見ると横から走ってくるクルマが大きく上下にズレて怖いです。

このメガネは通常はかけないように保管してあります。

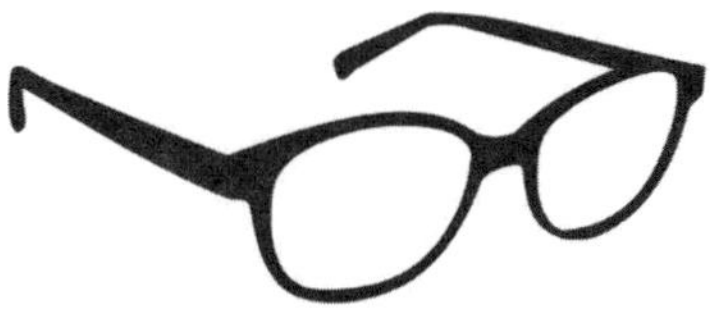

頭を少し傾けて上下ズレが直るようなら気にしなくても良いです。

あまり神経質になりすぎてメガネ屋さんを困らせないように。

■メガネレンズの質について

メガネのレンズ選びには苦労しますね。安いのから高価なものまで。

メーカーも種類も多いです。ついつい気がひけて高価なものに行き着きます。

どんなものがいいのでしょう。

まず、お金に余裕があれば高価なものでよいでしょう。

レンズには収差や光の透過率、そのほかコーティングの種類といろいろ知らないものがあります。メーカーはより良いものを日夜研究開発しています。

明るい方が良い、収差の少ないほうが良い、コーティングは？

迷いますね。

でも、目は順応の巾が大きいです。トンネルの出入りでも目は順応します。

レンズの度は0・25Dが最小単位です。それに比べてメガネの質の差は僅少です。

一番大切なのは、レンズの度が正しいことです。それからメガネのフィッティングが正しいことです。そのためには、軽い素材が良いでしょう。

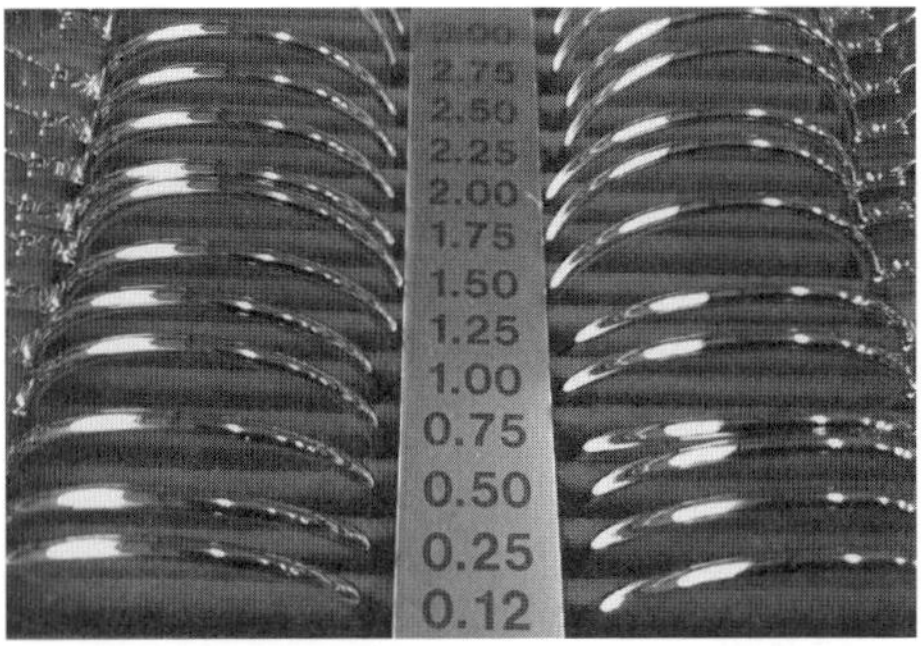

検眼レンズ。

そして何時も清潔にすることです。いくら高価なレンズでもこれが守られなければ安いレンズと代わりません。

本書で学んだ知識を活用して、少し倹約して、距離にあわせたメガネを複数持つのも賢い選択です。運転用、ＰＣ用、テレビ用など。

参考までに、私の選択は何時も上から2〜3番目ぐらいのレンズです。

■メガネのフィッティングが狂わないように。

どうしても汗や油でメガネはズリ落ちてきがちです。メガネのツルにつける滑り防止のグッズがあります。私も愛用しています。

〔5〕自動検眼器オートレフラクトメータは正確か？

自動検眼器は全世界の大学眼科、クリニック、メガネ店で使用されている器械です。物理光学的には、スマートフォンのカメラやデジタルカメラと同じくらい或いはそれ以上の精度があります。それなら大丈夫のはず？

水族館でクラゲを撮影してみてください。

今のデジタルカメラは、ピント、露出を全て計測してくれますから、誰が写してもきれいに写ります。クラゲが傘を広げたり、すぼめたり、その一瞬はきれいに写ります。でもクラゲが「正しい」姿勢をとった瞬間を撮影するのは至難の業です。

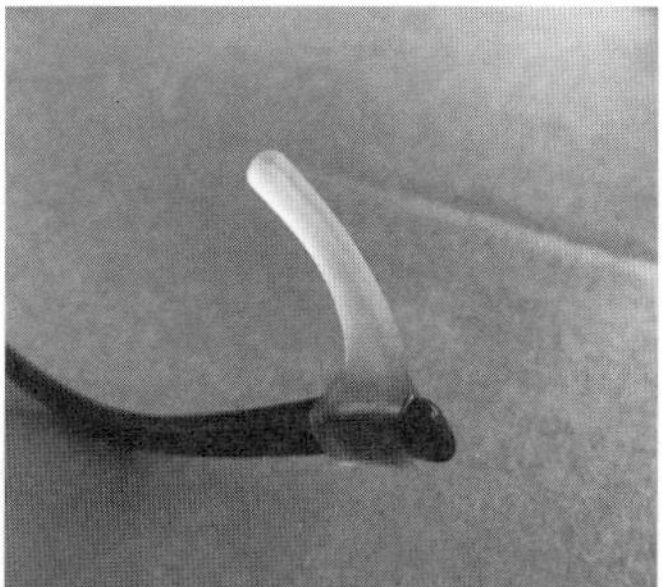

愛用している滑り防止のグッズ。

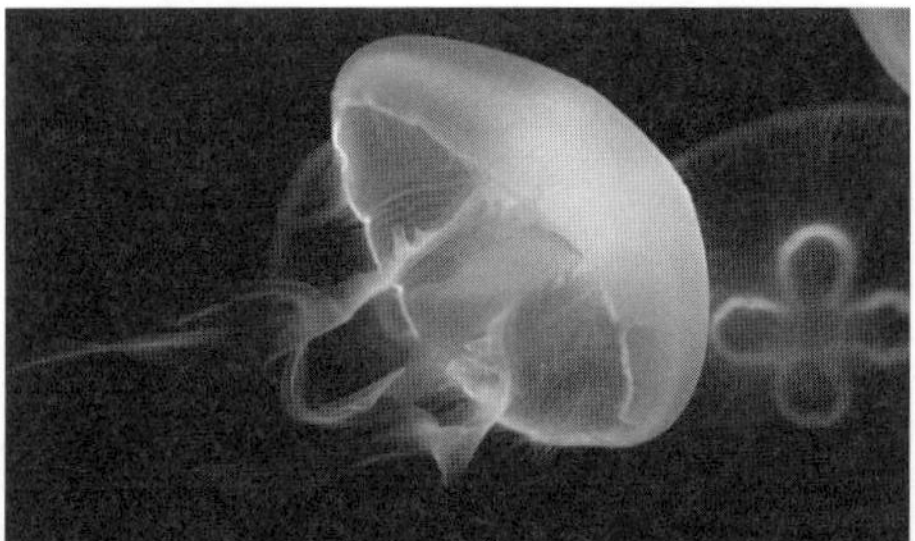

水晶体はクラゲのような動きをする。

水晶体はクラゲと同じで、膨らんだり、すぼんだり絶えず姿を変えます。

オートレフラクトメーターでの測定も、水晶体の一瞬いっしゅんの姿は、正確に計測出来ますが水晶体を「調節休止」(可能なかぎり薄くした状態に)した瞬間をとらえるは困難です。

どうして水晶体を「調節休止」の状態にしにくいのでしょうか。

メガネを合わせるのにレンズを入れ替えていくとき、患者さんは5ｍ離れたところの視力標を見ます。

見る対象は実際5ｍの距離にあります。でもオートレフラクトメータ—の風景視標は実際のものではありません。

レンズで作られた位置にあるのです。難しい表現は避けますが、風景の像が遠ざかったり、近づいたりしても像の大きさが変わらないのです。だから目は、実像を見るようには、しっかりそこを見ているかどうかが不安定なのです。だから精一杯厚くするのも、精一杯薄くするのも困難なのです。冒頭に説明をした、指の指紋で近点を測ったとき、何度やっても正確に測れたでしょう?実物の指を見つめる時、目は正確にピント合わせをします。

高齢者の方の様に水晶体が硬くなって動かない目は、オートレフラクトメータ—で正確に測定できるのですが、若い目の水晶体は、クラゲのように絶えず動きます。

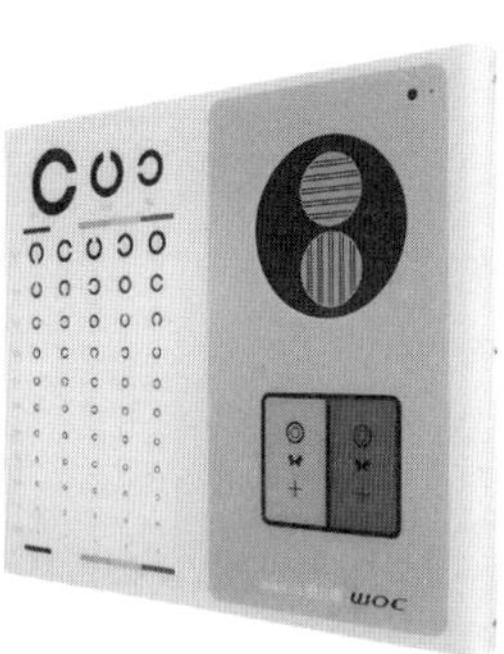

【図】自覚第二法視力標

〔6〕水晶体に「調節休止」の姿勢を取らせるのは可能でしょうか。

私が奈良医大の眼科で、眼科専修生として研究したのはまさにこのテーマでした。メガネの処方において、先に述べた、凸レンズを掛ける雲霧法や散瞳剤の代わりに休止状態にする方法としてたどり着いた装置と方法が次の二つです。

・検査の前に考案した装置（ワック）で疲労を取ること。
・レンズを装用させて視力を出させる過程で行う「自覚第二屈折検査法」。

この「自覚第二屈折検査法」は中尾教授も私も学会に報告しております。奈良医大の関連病院の視能訓練士が日本眼光学学会に発表して賞を得ております。（「視覚の科学」に文献掲載。川尾美樹、名和良晃、中川晧夫他）

各地の医師会より依頼を受けた講習会や自主講演で広く理解され実施している眼科も多いです。これに気をよくして自覚第二視力表も開発し、世界中の特許も取りました。製品化しましたが、これまで使用している視力表を外してまで買う眼科は稀で、あまり売れませんでした。

しかし採用した眼科では、唯一の視力標と評価されています。

自覚第二屈折検査法は、殆どの眼科で行われている従来の方法と違う方法です。

自覚第二屈折検査法

■目的

近視、遠視のメガネを作る際に、最適なレンズを見出すこと。

■方法

複数のプラスレンズ（凸レンズ）を重ね、徐々にレンズを減らして最適な度数を見出す。

※近視測定は従来通り。

しかし「自覚第二屈折検査法」は遠視を矯正する方法として画期的なもの。

〔7〕メガネの掛け始めが大切

仮性近視は、先に述べた方法により正視に復元します。

しかし、近業やスマートフォンなどから近くを見ることが多くなった現在は、真性の近視へなってしまうことが多くなります。

ですから「いずれ近視になるのだから、メガネを掛けなさい」と診断する眼科が増えているのです。正視へ復元がなりやすい若年層にも関わらずにです。

点眼薬の薬物療法、またワックの物理療法から、正視に戻る事例が数多くあります。

この組み合わせは、全国の約半数の眼科にて実施されています。

右の療法によって良好な視力に戻れば仮性近視だったのです。

良好な視力に戻らなければ真性の近視となり、メガネをかけることとなります。

でも、メガネをかけて満足するのではなく「メガネの掛け方」によって、その後のレンズの度数が決定づけられるのです。

メガネの掛け始めが、実は大切な時期なのです。

次章で説明します。

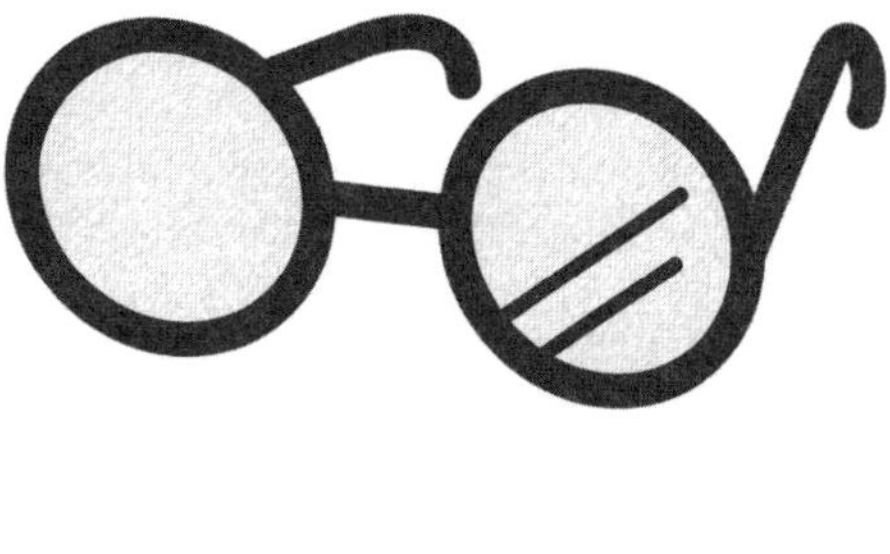

第2章

近視メガネは遠くを見るため、近くを見るときは外しましょう。

近視のメガネはどうして掛けるのでしょうか？

近視のメガネは裸眼ではぼやけている遠くのものを、はっきり見させるのが目的です。

電車やバスの中では、通学途中の学生たちが、スマートフォンを見つめています。

こんな時、私は機会のあるごとに「メガネをはずしてスマートフォンを見ましょう」と声を掛けます。

しかし時間的にも、場所的にも、十分に理解をしてくれません。

「変なおじさん」と思われたり。…

２０～３０㎝の距離でスマートフォンを見つめる学生たちの目では、水晶体が３・０～５・０Ｄに厚くなりピント合わせをしています。

２５歳までは水晶体が近視化する期間です。

メガネを掛けてスマートフォンに夢中になる学生たちをみて、強い危機感を持ち本書を書くきっかけとなりました。

スマートフォンを見る時に、なぜメガネをはずすことを勧めるのか。

２５歳までの心がけで、後々のメガネの度数に、大きな違いがうまれるからです。

冒頭に出てきた眼科での勉強会でＤさん、Ｅさんの例を考えて見ます。

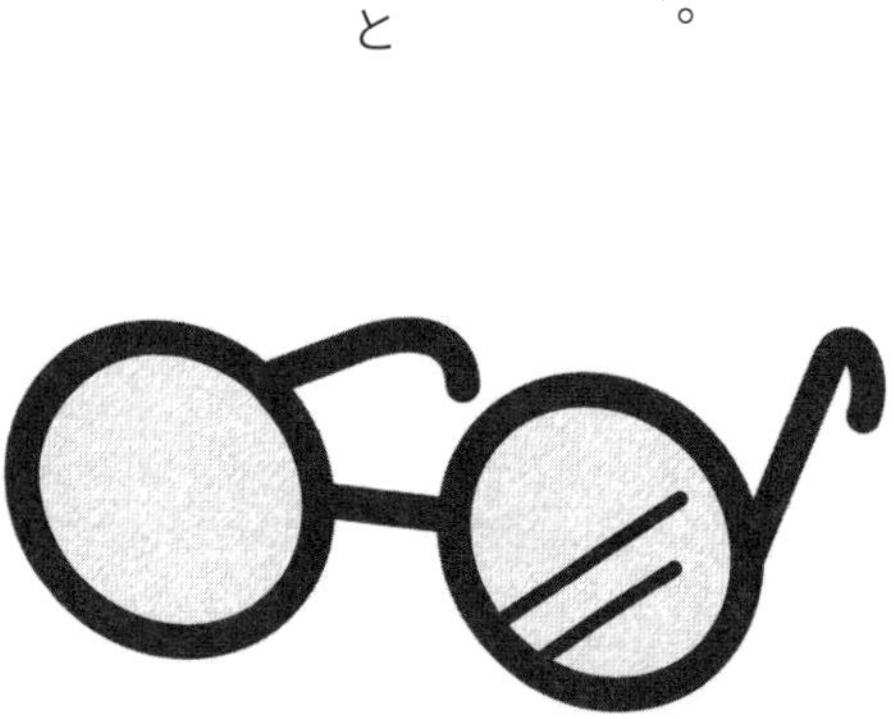

二人のメガネの度数が違いましたね。

Dさんのメガネはマイナス3・25D、Eさんのメガネはマイナス5・0Dでした。どうしてそうなるのでしょうか。

二人ともメガネの掛け始めはごく薄い度数だったはずです。

初めてのメガネ

眼科での療法で、何とかメガネ装用の時期を遅らせた結果でも、やはりメガネ処方となったとします。

黒板の文字も、遠くの景色もはっきり見えるようになりました。

「これは、大満足」と思うのも無理ありません。

しかし、これからが重要な時期なのです。

このとき先生から適当な指導を受けておくべきです。

遠慮せずにいろいろと質問しましょう。

「このメガネはずっと掛ける方がよいですか?」

「このメガネは、遠くを見たいときに掛ければよろしいか?」など。

初めての近視メガネと水晶体の関係についてみてみましょう。

【図①】のように水晶体が１・０Ｄだけ戻らなくなった目は、メガネなしでは遠くの光は網膜の手前に像を結びます。遠くのものがぼやけて見えます。そこで、１・０Ｄ厚くなった分を帳消しにするためマイナス１・０Ｄのレンズを掛けるのです。

【図②】のように遠くの光は網膜に届きます。

さて、この子供がメガネなしで２５㎝を見ると、近視になった分の１・０Ｄも含めて４・０Ｄ水晶体が厚くなります。

【図③】

ところがメガネを掛けて２５㎝の距離を見ると、マイナスのレンズ分を相殺する為５・０Ｄ水晶体が厚くなります。

【図④】

近親の凹レンズ分だけ余分に厚くなります。

あっという間に（１年足らずで）２・０Ｄに進みます。

若いうちは（３０歳未満）近視のメガネは遠くを見るときだけ掛けましょう。

近くを見る時に、メガネを外さないと、どんどん進みます。

眼科での勉強会でＢさん（４０歳）の近視メガネはマイナス３・２５、Ｄさん（３５歳）

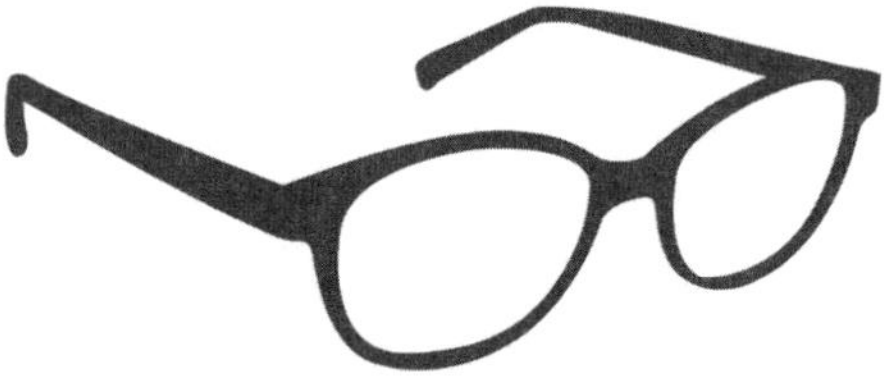

【図①】

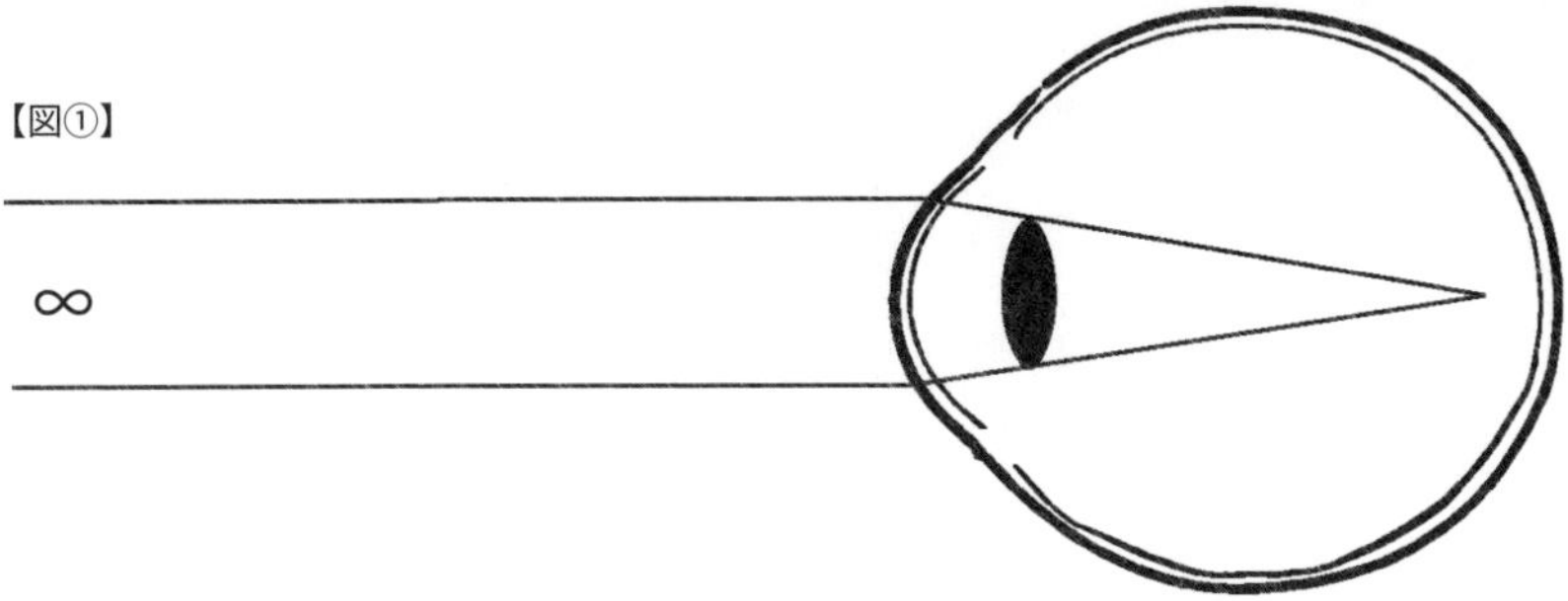

【図②】

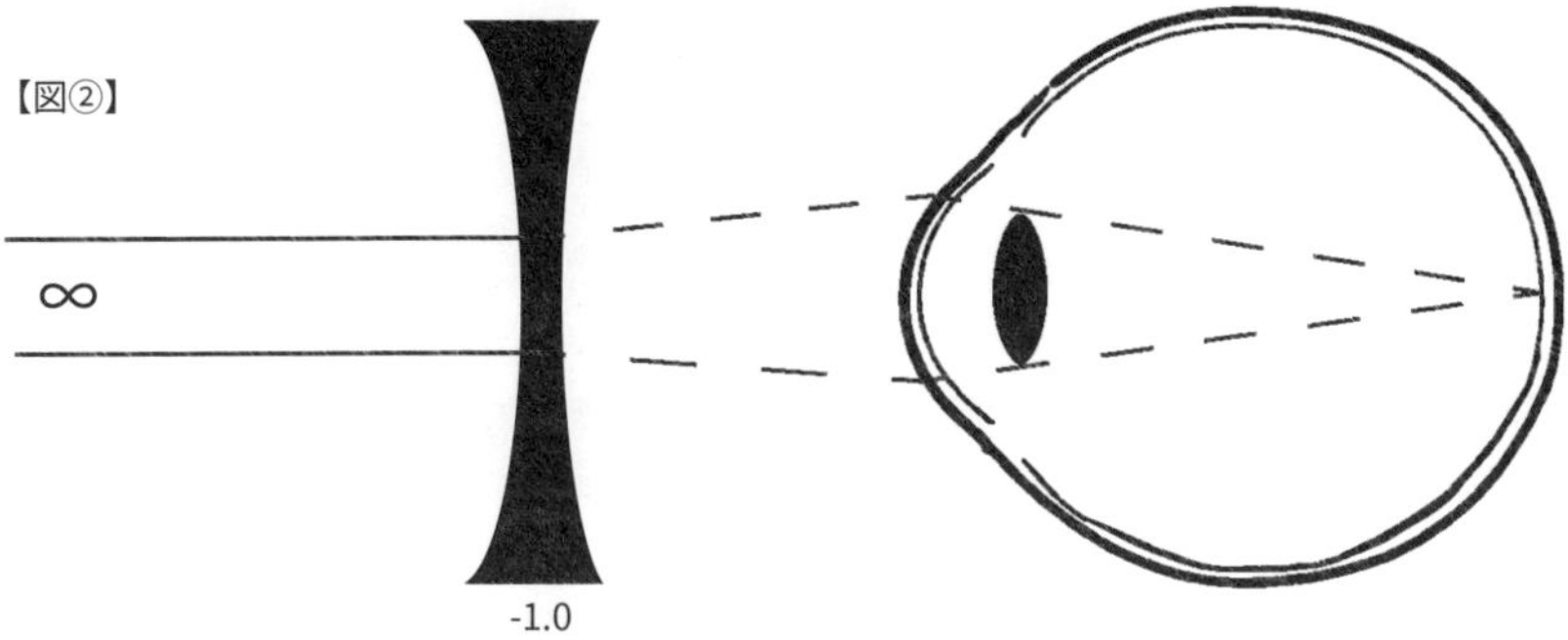

【図③】

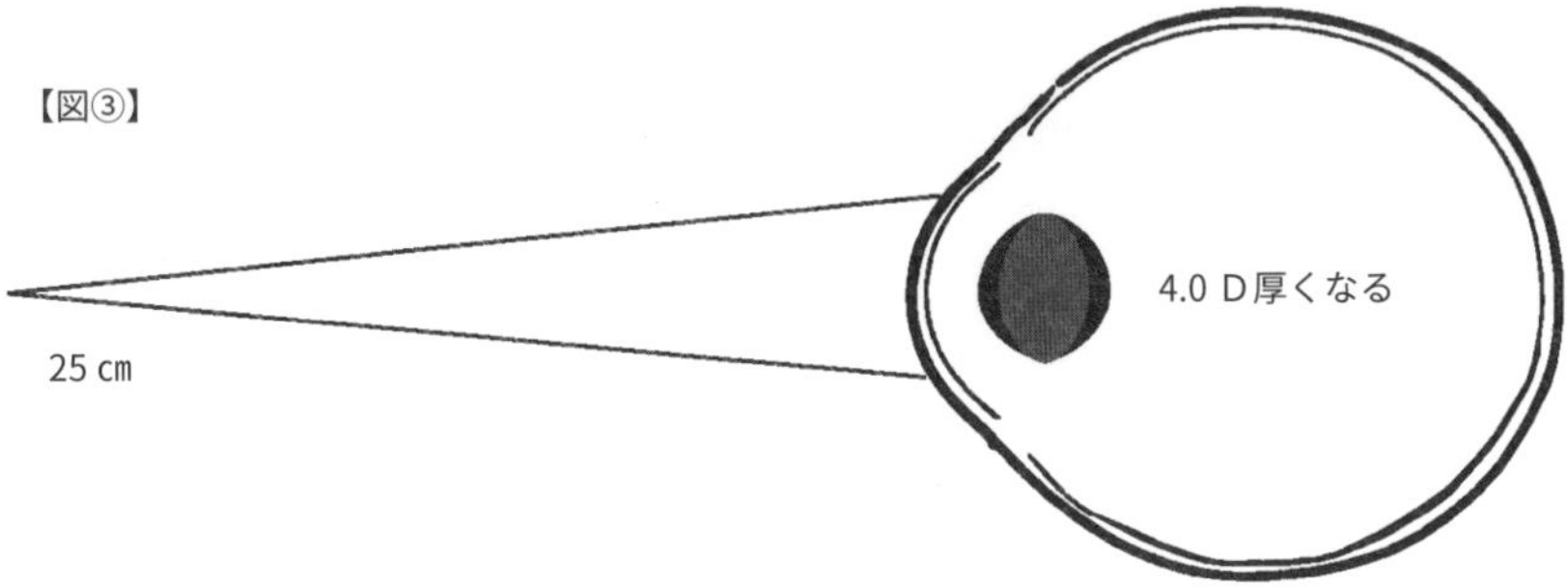

【図④】

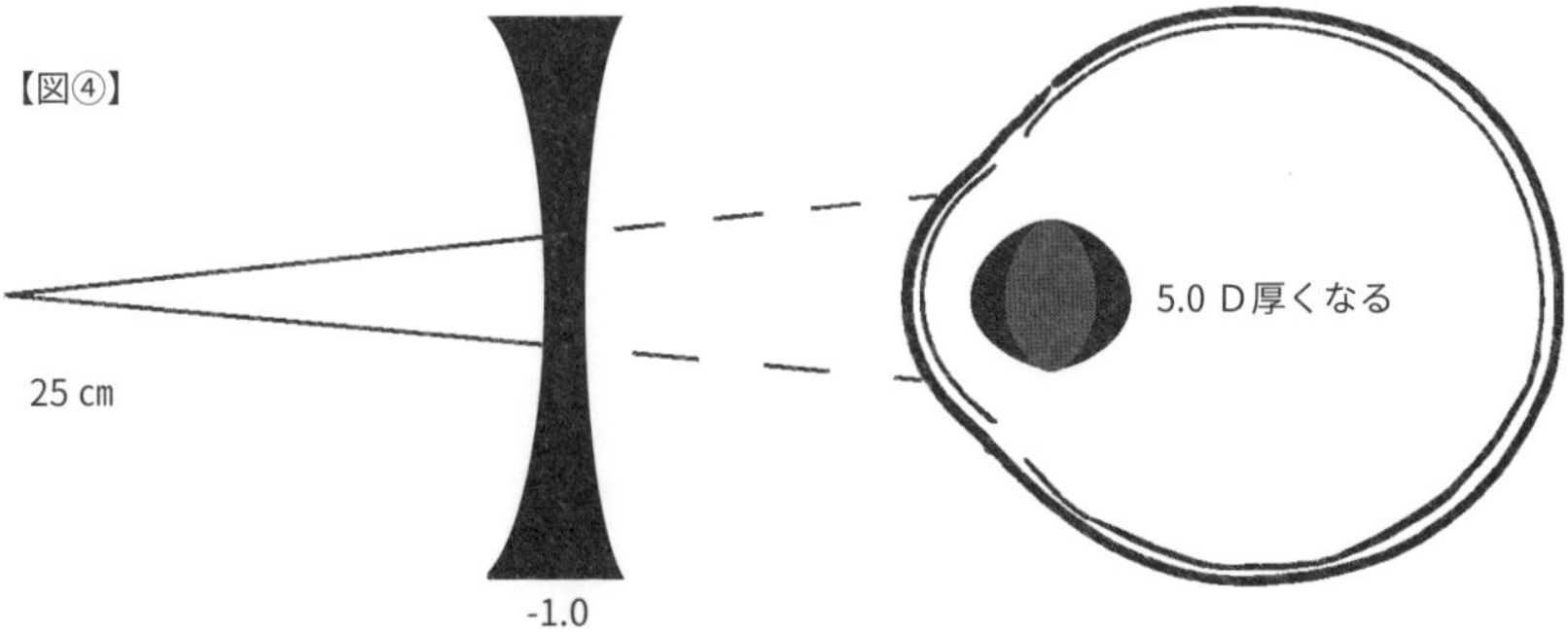

のはマイナス5・0でした。

同じ時期に近視になったのですが、Bさんは近くを見るときメガネを外す習慣があり、Dさんは一日中メガネを掛けていたのです。

他の眼科の勉強会でなんとマイナス9・0のメガネを掛けているスタッフがいました。それも視能訓練士というメガネ矯正の専門職の人です。

彼女も中学1年までは1・0の視力だったのです。

近視のメガネを掛けると満足していませんか？

メガネを掛けるまでは、先に述べたいろんな注意事項を守っていたのが、満足してしまうのかメガネ掛けっぱなしという状態になります。

近視メガネは、遠くのものをはっきり見るためのものです。

メガネを掛けたまま近くを見ると、マイナスの度数だけ余分に水晶体が厚くなります。

1年もすると厚みが増して、マイナス2・0D、2年後にはマイナス3・0D、マイナス4・0Dとどんどん近視が進みます。

メガネのない時代、文字も大きく、人は40、30㎝の書物を裸眼で見ていたので、病的な強度近視はともかく、たいていの人がせいぜいマイナス3・0位の近視にしか進まなかったといわれました。

遠方はぼやけますが、３０㎝より近くは、はっきり見えるので日常生活にあまり不自由を感じなかったと思われます。

近視のメガネが、近視を進ませるのです。

ビンの底のような強度の近視にならないように、近くを見るときは、近視のメガネは外しましょう。コンタクトレンズも同じです。

近視の進む若い年代ではコンタクトを控えましょう

コンタクトレンズは角膜に貼り付けるため目の一部となって、いろんな利点があります。スポーツ、特に球技の場合は、メガネと比べて視野が広くなります。

入浴でもレンズが曇りません。強度の近視になってメガネの度数が強いとレンズの収差でゆがみや像の大きさが変わって違和感が生じます。左右の度数が違う場合や片眼が遠視で片眼が近視の場合コンタクトは良い視覚が得られます。若い女性の愛用者が多いのは美容上の理由もあげられます。

でも、ちょっと待ってください。

コンタクトレンズはメガネのように掛けたりはずしたりが簡単に出来ません。

「近視のメガネは外しましょう」と強調したように近視初期は、遠くを見る時にのみ近視メガネを掛け、近くを見るときは外すようにと申しました。

コンタクトは簡単に外せません。

ついつい外さすにスマートフォンや、パソコンの画面をみつめます。コンタクトのマイナス分余分に水晶体が調節します。若い水晶体は少し余分に膨らんでも毛様体筋の負担を脳が気づきません。

水晶体を扁平にするチャンスを失います。メガネの掛けっぱなしが近視進行を助長するということを思い出してください。小中学生まではコンタクトを控えるべきです。

スポーツその他特別な目的のとき以外は。

中高年のコンタクト装用について

それでは30歳からのコンタクトについて。この年代になると、コンタクトよりメガネを掛ける人が増えてきます。

水晶体が硬くなりつつある年齢に近づいて「近くが見づらい」ことが、日常生活で感じてきます。

コンタクトレンズの常用に違和感を覚えてきます。装脱着が面倒なコンタクトレンズよりも、掛け外しが容易なメガネへ移行していくのです。

序章の「近点と調整力換算表」を見てください。（19頁参照）

40歳になると水晶体は4・0Dしか厚くなりません。

覚えてほしい式に当てはめると「100÷4＝25」となります。つまりピントが合うのが25㎝ということになります。

この頃の歳になるとコンタクトを外した方が「楽だ」「近くが見えやすい」と感じる人が多いです。

「近視メガネと水晶体」の関係を思い出してみましょう。コンタクトをかけて近くを見るのと裸眼で近くを見るのとでは、凹レンズ分だけ水晶体が薄くなって毛様体筋の負担が減るのです。

自分で近視の度を測定してみよう。

最近では、血圧から妊娠の判定までを自己管理するようになりました。

実は、近視についても、自己管理ができます。

近視の度数を、自分で測定する方法です。

眼科でメガネの処方をした際に役立つものです。

まず、遠点を測定しましょう

都内のクリニックでの勉強会で、手のひらを目に近づけて指紋がぼやける点を測りましたね。

一番近づけて指紋がぼやける点を近点といいます。

近点で目の年齢がわかりました。（この測定には日常視、すなわちメガネ、コンタクトをかけたまま、遠くの視力の良い人は裸眼の状態で測ります）メガネ処方を重視する眼科では、この方法でメガネが正しく処方されているか、遠視がないかなどををチェックしています。

先ず、近視の人にメガネを外してもらいます。

新聞か雑誌を遠く離れて見てもらいます。

近視の人は新聞の字はぼやけると思います。

そこからゆっくり近づけて、字がはっきり見える点で合図をしてもらいます。

その位置が遠点です。

実際の「もの」を見つめるので、何回やっても正確です。

目が見つめる視標は、この場合、掌の指紋です。オートフラクトメータのような虚像ではありません。

遠くから近づけてはっきり見える点が「遠点」、そこからさらに近づけてぼやけるのが「近点」です。

「ばやける距離が近点、はっきり見える点が遠点」となります。

遠点がわかれば近視の度数が求められます。近視の度は、下の式で求められます。

思い出してください。

近くのものを見続けると水晶体が厚くなり戻らなくなりました。

1・0Dの厚み分だけ戻らなければ1mより遠くがぼやけました。

2・0D戻らなければ50cmより遠くはぼやけました。

厚くなった度数がわかればその度数の凹レンズをかけるのです。

この実験はどれだけ水晶体が厚くなっているかを測定するのです。

正確なメガネを装用している人は非常に少ないのです。

あなたのメガネがほぼ合っているかどうかを試してみてください。

下の計算で簡単に測定できます。

あなたのメガネの度数と測定した値がかなり離れていたら、検眼を再度お願いしてください。

知識を持っていただければ、眼科の医師が指導しやすくなります。

もちろん、患者さんも、そのご理解から、医師への安心と信頼を持って治療に専念できます。

健康志向の反映か、最近テレビで予防医学的な番組が多く放送されています。

一般の方でも、その知識は多くなっています。

このため、病状や治療についての説明がしやすくなっているのです。

ただし、コマーシャル的な知識は、かえって誤解を与えてしまうこともあります。

覚えてほしい計算式③

100／遠点cm　＝　近視度

第3章　どうして近視にならないの？

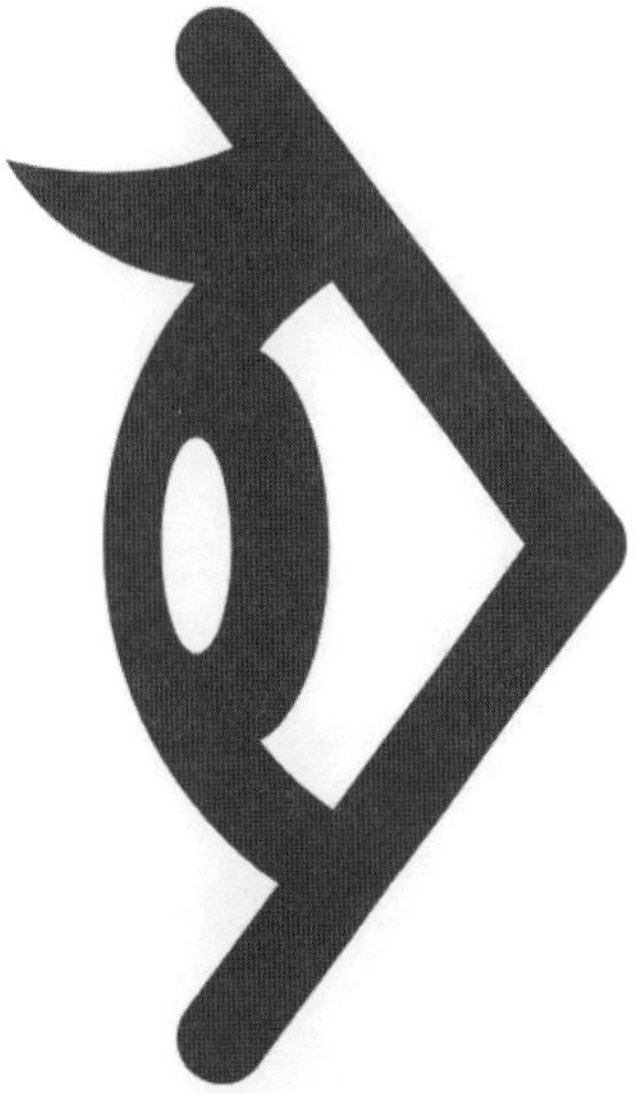

遠視について

都内のクリニックでの勉強会を思い出してください。

先生と6人の看護婦さんの中で、様子を見ますと。

メガネ2人、コンタクト3人、裸眼で視力の良い人は2人。

7名中5人が近視でした。7割が近視で3割が眼の良い人ということになります。

子供のときはほぼ全員が正常な視力だったのに。

近視になり進む原因は、第2章までで、ご説明しました。


どうして近視にならない人がいるのでしょうか。近視にならないで喜んでよいのでしょうか。

また知識を深めましょう。

先ず、一般的に説明されている。「正視」「近視」「遠視」を見てみましょう。


正視（【図①】）　水晶体が一番扁平になっているとき、遠くの光は網膜の上にピントが合います。月や星はきれいに見えます。

近視（【図②】）　平行光線は網膜に届きません。星はぼやけます。

遠視（【図③】）　平行光線は網膜の後ろにピントを合わせます。星はぼやけるはずです。

実は、この説明は、目の生理を踏まえたものではないのです。

夜空の星がハッキリ見えるか、ということではなくて…。

【図①】正視眼

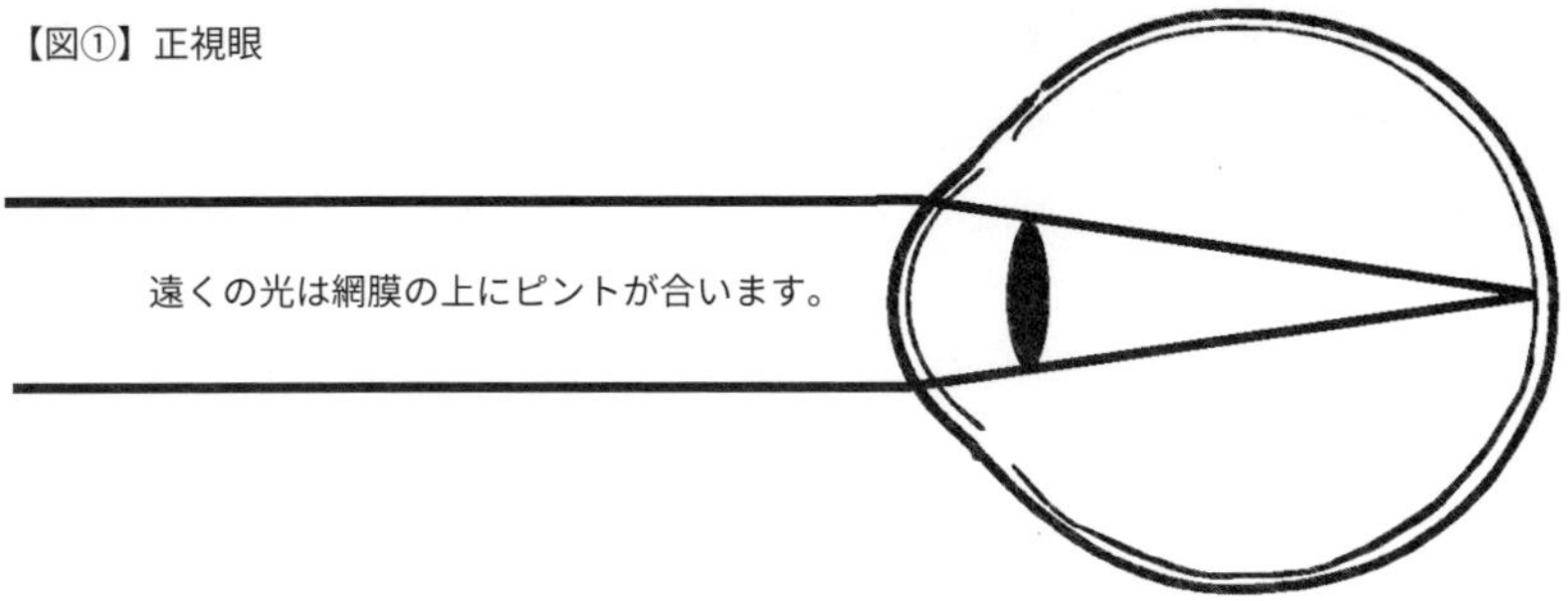
遠くの光は網膜の上にピントが合います。

【図②】近視眼

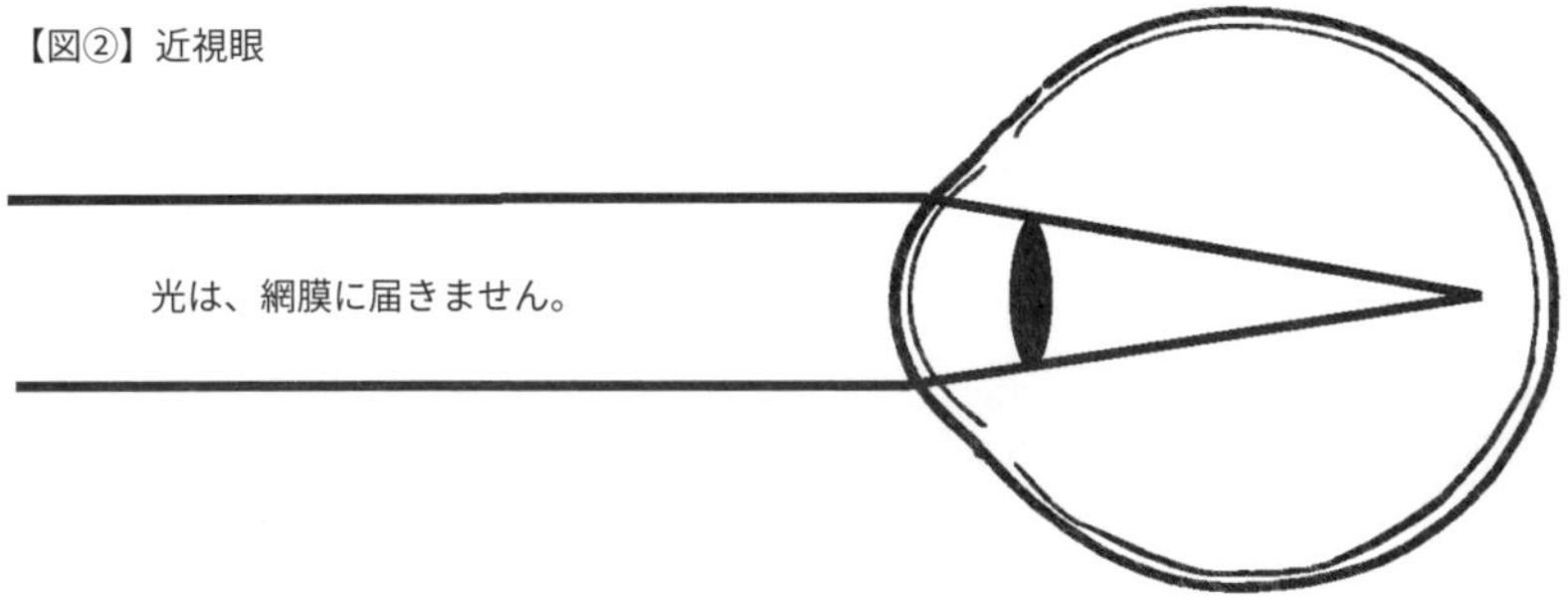
光は、網膜に届きません。

【図③】遠視眼（無調整）

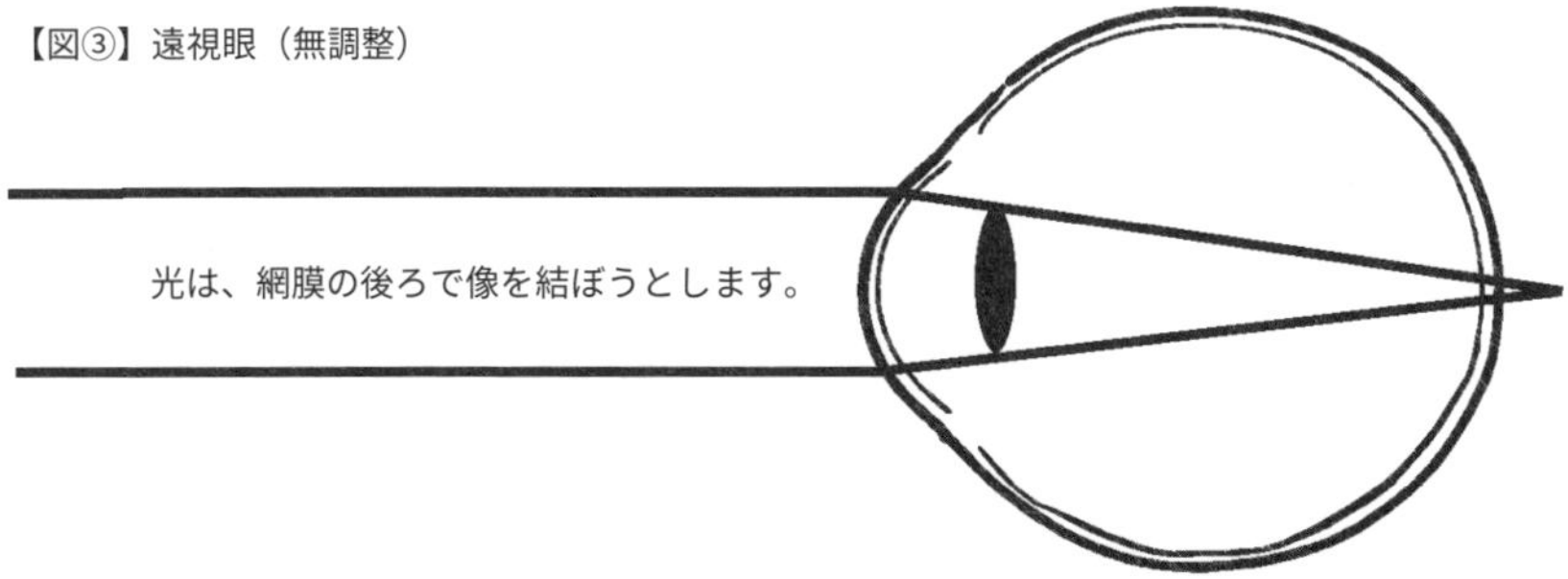
光は、網膜の後ろで像を結ぼうとします。

特に注目すべきは遠視の説明です。このために遠視が無視されてきました。

考えて見ましょう。

窓から外の景色を眺めているとき、窓ガラスへ急に虫が止まりました。

目は本能的に虫を見ます。毛様体筋が働き、水晶体が厚くなりピント合わせ(調節)します。

ほんの一瞬のことです。その調節には0・6から0・7秒かかります。

遠視の目の図解を見てください。

遠くから来た光が網膜の後ろに出ています。

でもそんなことはありえません。光は角膜や水晶体、硝子体は通過します。

しかし、網膜は光を通しません、その後ろは脳ですよ。

光は網膜で止まってしまいます。

このままなら星を見てもぼやけますね。

子供の遠視の場合、星を見ると、窓に止まった虫を見るのと同じように、本能的に0・6秒の間にピント合わせが働き、図のように水晶体を膨らませます。

星はきれいに見えます。そのような目なら当然視力は良いはずですね。

正視と思われてしまいます。

もし網膜の後ろに出ないように水晶体が1・0D厚くなるとしたら。この目は1・0Dの

【図】遠視眼(調整)

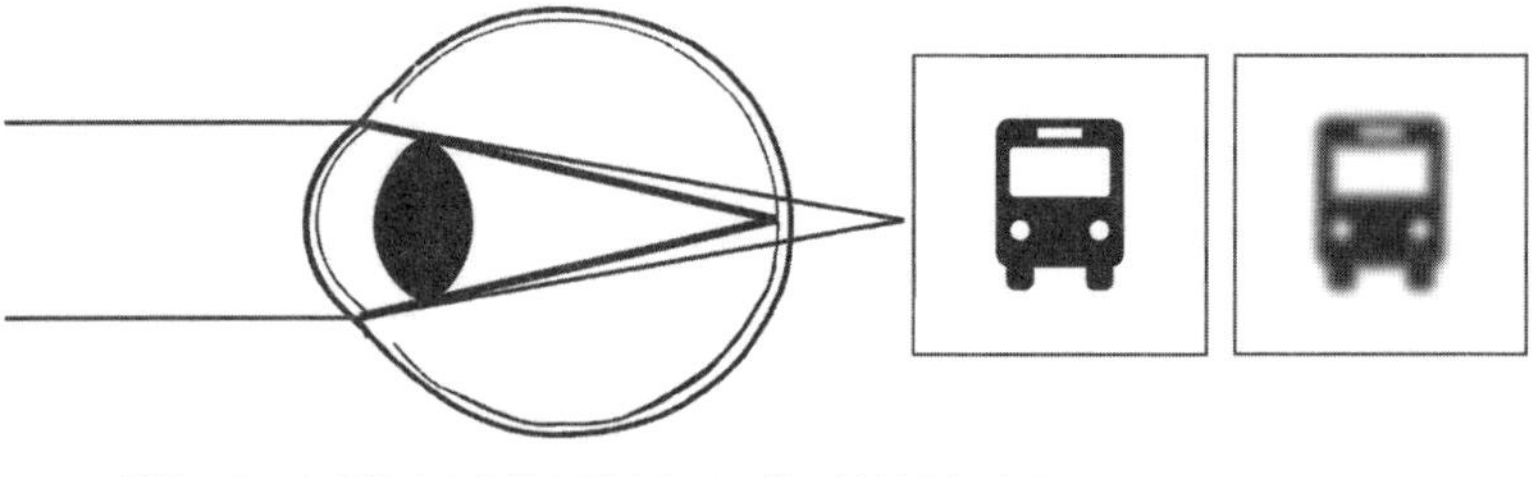

遠視でも、0.6秒で水晶体を厚くして、像を結ぼうとする…。
序章でお話した「近づくバス」のように、はっきり見えるように調節する。

遠視になるのです。以下は１・０Ｄ遠視の人を例にいたします。
ここで正視の目が１・０Ｄ調節したときのことを思い出してください。
正視の目が１・０Ｄ 調節したら１ｍにピント合わせをします。
１・０Ｄの遠視の人が遠くの星を見るとき、１・０Ｄ水晶体を厚くさせます。
正視の目なら水晶体は厚くならずに（調節はゼロＤです）星がきれいに見えます。
正視も遠視も視力が良いのです。
ですが、この遠視の人は正視の人より絶えず１・０Ｄ余分に厚くのです。
遠視の目が、星を見ても正視の目が１ｍのテレビを見るのと同じことになります。

遠視の子供に見られる傾向

□視力が良い（１・５、２・０）
□勉強嫌い。
□飽きっぽい。
□落ち着きがない。
□要領が良い。
□物事の処理が早い。
□スポーツ好き。
□将棋より野球が好き。

４つ以上思い当たればあなた（あなたのお子様）は遠視です。

学校の視力検査で視力の良い子は、皆正視と分類されます。

しかし、その中に隠れた遠視が多く含まれます。

視力が悪い生徒は眼科に行くように指導されます。

でも遠視の子供は？

目が良いと判断され、遠視であることを知らずにいるのです。

近視にならない目の大半は遠視

私の目についてお話いたします。

大学卒業まで視力２・０で正視と思い込んでいました。

卒業後、米国特許を得た検眼器の会社に就職。

研究と開発に従事し、メガネ矯正について、全国行脚で眼屈折の著名な教授の指導を受けました。

この時自分に遠視があることがわかりました。

視力に自信があったのにも関わらず、遠視のメガネを掛けることになったのです。

めぐり合った検眼器で遠視が計測出来たのです。

私自身を思い返せば、遠視の子に見られる傾向を全て持っていました。

映画を2本も見ると頭痛、徹夜の勉強が出来ない、肩が凝る、テストのヤマを掛けるのが得意でした。

野球にバレー、サッカー、ハンドボール、特にハイジャンプでは京都で1位になりました。


私の遠視はその検眼器でプラス1・0Dとわかりました。

映画館で一番後ろに座っても、1・0D調節して画面を見ていたのです。

なんと一番後ろに座ってもスクリーンは1mにあるのと同じです。

星を見ても星は1mにあるのです。

その目で1mを見ると2・0D、50㎝を見ると3・0Dと言うように、正視の目よりいつも1・0D余分に厚くなります。

無自覚ですが毛様体筋の疲れは蓄積します。

それが遠視の子供の傾向として顕われたのです。


また世界中で遠方視力の良いことが求められる職業があります。

パイロット、船乗りは昔から視力の良いことが条件でした。

ここにも、遠視が潜んでいたのです。

沖縄が返還される年でした。米軍の依頼から、座間基地にて軍医と協同でパイロットた

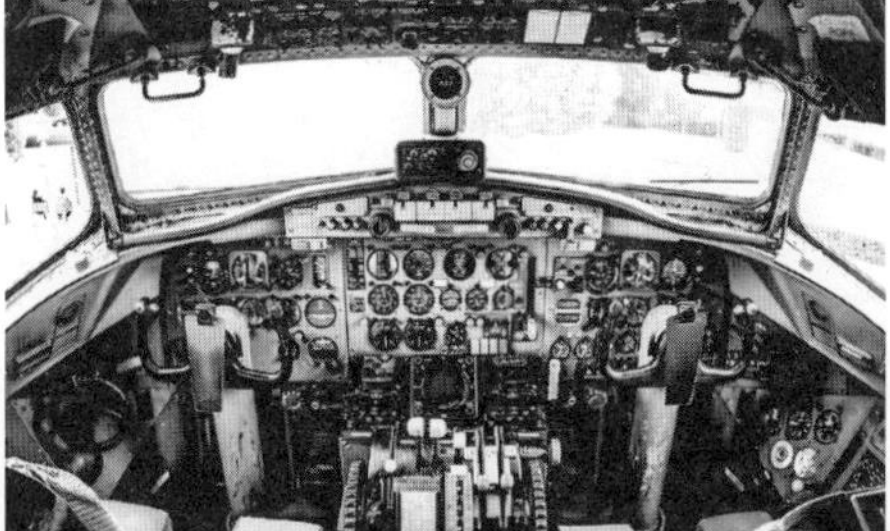
良好視力が求めらる職業。パイロット。

ちを日本製の機材にて検眼し、本国の空軍本部へ報告したことがあります。

当時の飛行機は目測によることが多く、また空中戦でも目視で敵機を追わなくてはいけないものでした。

遠視のパイロットの目は疲れやすく、複視（二重視）を訴える者が多かったのです。

その後、友人のパイロットが50歳の時に検眼したことがあります。

米軍のパイロットのように、目の疲れと肩が凝るとの相談からでした。

年齢的に老眼になっていましたが、遠視と乱視が認められたのです。

若い時は視力検査も良好でしたから、正視と信じていたのです。

コックピットにある計器類や目測の距離に合わせたメガネを助言して喜ばれました。

アメリカ空軍のパイロット同様視力だけで遠視を測定されなかった（測定が不能だった）パイロットや船員がどれだけ多いことか。

私たちの日常にある車の運転についても同様なことが言えると考えます。

運転免許で良好視力だけに注目することを再検討するべきでしょう。

先ほどの遠視の図（57頁【図③遠視眼（無調整）】）を再びご覧ください。

若いとき、私の目は裸眼で星を見るとき1・0D厚くなっていました。

目を開けた瞬間（0・6秒）1・0Dに厚くなるのです。

そこで、1・0Dの凸レンズを目の前に掛けると厚くなった調節がゼロに戻ります。

そのメガネを掛けて近くを見ると1m（1・0D）、50㎝（2・0D）と言うように正視の目と同じ調節量になります。

その後、デスクワークも、楽に長時間こなせるようになりました。

この経験から、視力の良い人の遠視を発見することが、私のライフワークの一つとなりました。

視力の良い友人の殆どに、遠視のメガネを勧めて感謝されました。

遠視の人は近視になりにくい（近視にならない人は殆ど遠視）。私のように遠視のものが近視にならなかったのはどうしてでしょうか。近業を続けると、先ほど説明した近視の例の如く厚くなった水晶体の戻りにくい部分が出来ます。

1・0Dの遠視の目が0・5D厚くなって戻らなくなれば、遠視は0・5Dになります。

1・0D戻らなくなれば正視に、さらに厚みが増すと近視になるはずです。

なのに、どうして?

遠視の人の近業の時間が、近視の人に比べてうんと少ないからです。

遠視の方の傾向を見返してください。

勉強や読書が嫌いで、すぐに外で遊ぶ傾向。根気がない。などなど。

毛様体筋の無自覚な疲労のため、近業時間が持続しにくいのです。無意識に近業時間を減らしているのです。

先の眼科クリニックで、Ｆさんの場合と、ぴったり当てはまりませんか。

近点を測るとその人の目の年齢がわかるといいました。

実年齢と比較して、計測した近点の年齢が高ければそれだけ遠視があると判断できるのです。

これは眼科の仕事です。

著名な大学や、クリニックでは近点を測る眼科が増えております。

私が開発した両眼開放屈折近点計（D'ACOMO）は正確さと簡便性で、高い評価を受けています。

このように、視力が良いから正視とは限りません。隠れた遠視が多いのです。

視力の良い子供の遠視を発見することが成績アップにつながります。

さあ、自分の子供に遠視の傾向があれば、遠視を発見してくれる眼科を探しましょう。

ところで、老眼メガネを掛けた人の大半が遠近両用というメガネを掛けています。

メガネ下部の老眼と上部が遠視（凸レンズ）になっています。

老眼になって、初めてメガネをつくる時の検視で、ようやく「遠視が出て来ました」と説明されます。

私のように子供のときから遠視が隠れている場合が多いのです。

遠近両用のメガネの上部にプラスが入っている方、自分の若いころを思い出してください。

【図】①

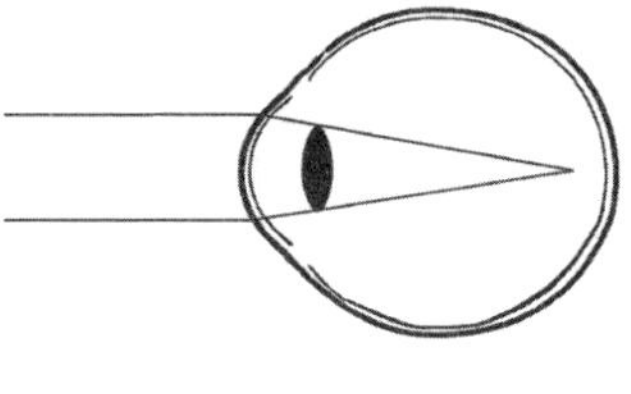

-1.0 の近視

【図】②

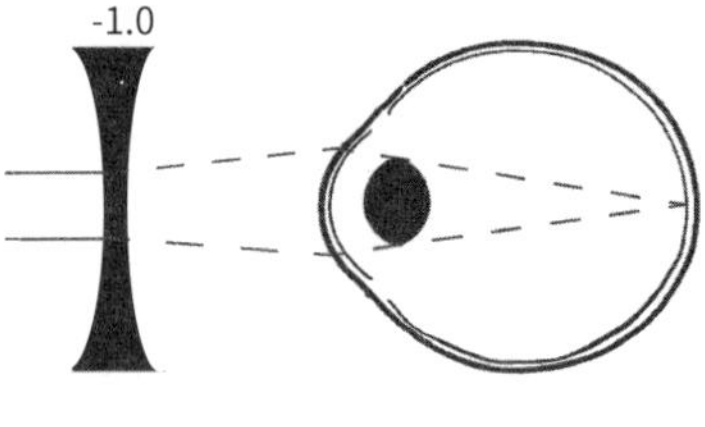

正しい矯正

遠視の傾向に思い当たることでしょう。

若い時は、遠視の部分を0・6秒で厚くなり、「正視になりすます」ことができました。

ところが、年齢を重ね中高年になると水晶体が硬くなります。

「正視になりすます」ことが出来なくなるのです。

ようやく若い時に計測できなかった遠視が、計測できるようになるのです。

視力の良い子を見たら遠視の傾向がないか観察してください。

成績のアップを保証します。

近視メガネ、コンタクトレンズの過矯正は遠視と同じ。

本当はマイナス1・0Dの近視の子供にマイナス1・5Dのメガネを、処方したらプラス0・5Dの遠視になります。（【図】①～④）

この目で星を見たら0・5D水晶体が厚くなります。0・5D厚くなったら？

計算してみましょう。

100÷0・5は、200。そう。200㎝（2m）を見ることになります。

0・5D強いだけでも星は2mに近づきます。そのレンズで近くのものを見ると、いつも0・5D余分に水晶体が厚くなります。

毛様体筋に負担をかけ、近視進行の原因となります。

そんなメガネでスマートフォンをみるのはやめましょう。

【図】③

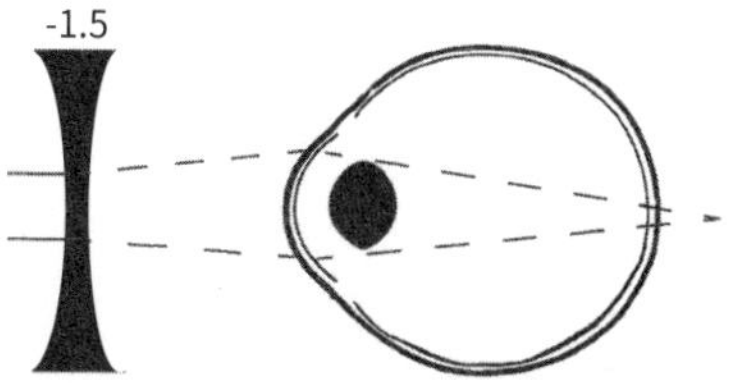

0.5D だけ遠視になる。
星を見ても 0.5 水晶体は厚くなる

【図】④

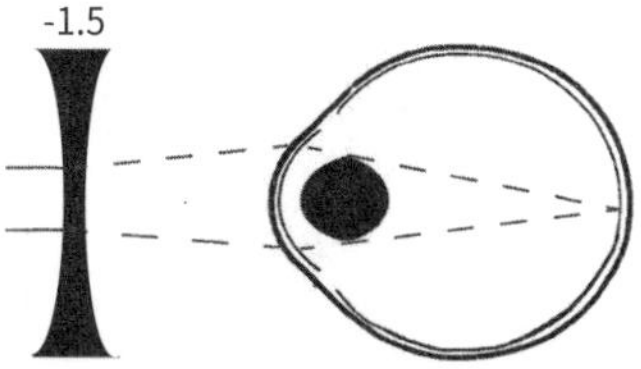

水晶体は厚くなる

視力について

古代では、目が良いかどうかを星で確かめました。

北斗七星にアルコルという星があります。二つの恒星が互いに回り合う二重連星の星です。昔羊飼いが「あれが二つにみえるか?」とたずねて目のよさを競い合ったことから視力の基準になったと言われます。古代ローマでは徴兵のときの検査に使ったとも言われています。難しい表現ですが、視力とは2点間の分離能のことです。しかし「2つあるか」に対して「あります」では信憑性がありません。そこでフランスのランドルトと言う眼科医が考案したのがランドルト氏環です。これはよく考えられています。2点間の分離能を環の切れ目にして方向を変えることで検査が出来るようにしたのです。

国際基準

ランドルト氏環を見させて視力を測るのに、今から１００年ほど前の国際眼科学会で取り決められたのが次の通りです。

①　５m離れて、ランドルト氏環を5列使用する。

②　列のうち3つが正解ならよしとする。

アメリカではスネーレンというEのような視票の方向を変えたものを使います。

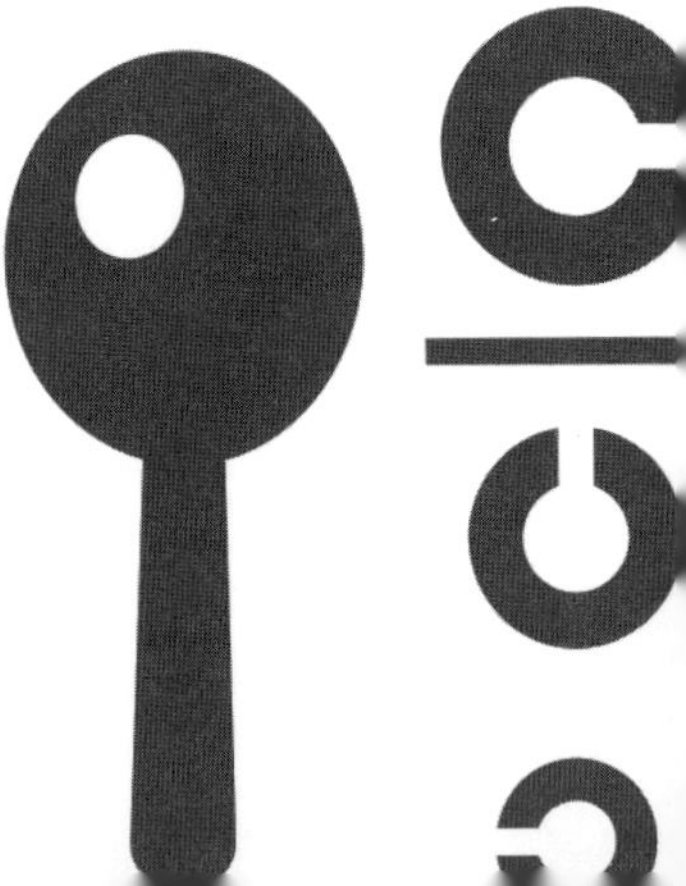

5mではなく、6m離れて検査をします。

「わかりません」と言ってはいけません。他覚検査が大切。

幼稚園から小学校、中学校、高等学校、大学で、またそれ以外の場所で私たちは視力の検査を繰り返し受けます。

検査の時、気の弱い女性などは、間違ったら恥ずかしいと思って「わかりません」言う人が多いです。気の強い人はあてずっぽうで答えます。これでは個人差が出てしまいます。

人体の計測はすべて、能力の最大閾値を判定の基準にします。握力、身長の測定では誰もが精一杯の努力をします。肺活量でも、空気を最大に吸い込み、せいいっぱい吐き出します。視力も「わかりません」といわず、間違っても良いから上下右左を口に出してください。国際基準では、5列を全て答えてもらい、3個が正解なら良しとしたのです。決定は検査員が下すのです。「わかりません」は被検者の自覚です。答えたものを検査員が決定すれば他覚検査になります。そうすると個人差が出ません。

これからは「解かりません」と言わず、間違っても良いから答えてください。

決定は検査員がしてくれます。

視力を「わかりません」で決定し、営利を目的とした治療や訓練の後、「間違っても良いから答えてもらう」ことで「効果」を評価したらどうでしょうか、後のほうが良いに決まっています。避けるべき行為です。

乱視について

誰にでもある乱視

乱視や老視は、「乱」「老」という文字だけで、嫌がられます。

しかし、多かれ少なかれ誰でも乱視はあるのです。

「乱視と言われました」と失望している人の眼を測定したら、０・５Ｄくらいの場合があります。グラフやメジャーを見て縦、横の線が不自由なく、見えればそんなに気にしなくて大丈夫です。

地球も乱視？

丸いといわれる地球の直径は極と極の距離と赤道をスパッと切った面の直径の距離が違います。極と極間の距離のほうが短いです。南北の緯度の線と東西の経度の線のカーブが違います。つまり真の球体ではないのです。

眼も縦、横、斜めの方向から圧迫されたらラグビーの球のように球体ではなくなります。

５０㎝以上離して、次頁下の（【図】圧迫される眼球）をご覧ください。

縦横の線を見てください。

どちらかがぼやけますか。本を９０度回して見てください。

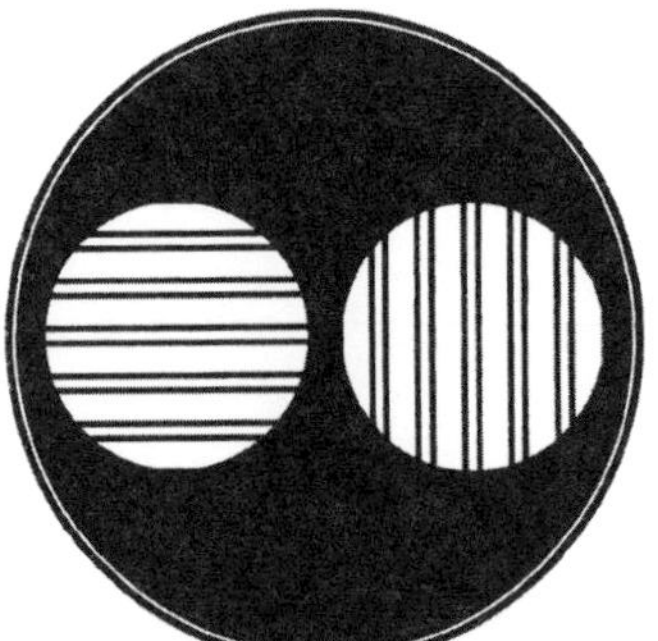

【図】乱視を検査するワック直倒乱視チャート

きっと、同じ方向が鮮明でしょうね。
縦ですか、横ですか？絶えずどちらかがぼやけたら乱視です。
線が同じに見える人は少ないと思います。乱視は誰にでもあるのです。
ただメガネで矯正する必要があるかどうかです。

上下から圧迫された眼球を考えてきましょう。

図のように縦と横でカーブが違います。縦のカーブが強く横のカーブは弱いです。
横のカーブを通る光は縦のカーブを通る光より網膜に近いです。
ピントが目の中で二つできます。
だから縦、横の線のうちいずれかがぼやけるのです。
ピントを一つにするのには凸凹の球面のレンズではなく特殊な円柱レンズを使います。

【図】圧迫される眼球

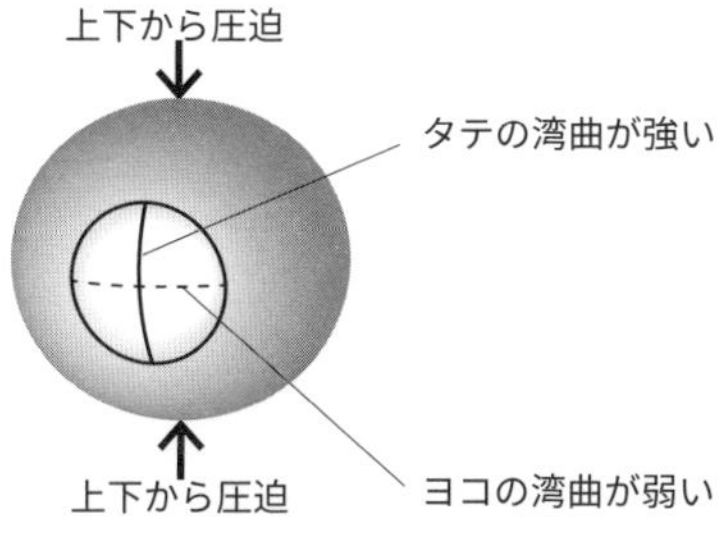

【図】角膜の断面

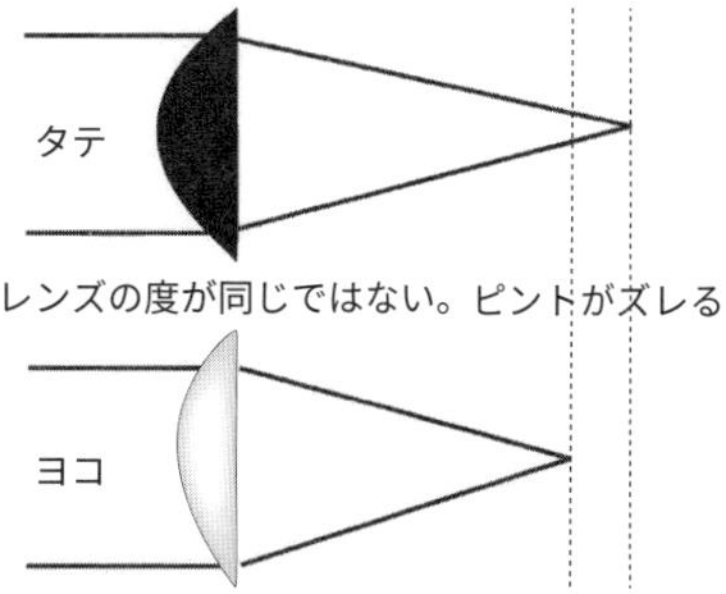

円柱レンズとは。

レンズには遠視や近視用球面レンズのほかに円柱レンズというものがあります。
これが乱視による二つのピントを一つにするのです。
円柱レンズにもプラス（凸レンズ）、マイナス（凹レンズ）があります。
下のような形のガラスが円柱レンズのマイナスです。
どんな役割をするのでしょうか。
横の面を見てください。四角い普通の平面ガラスでしょう？
縦の面は凹レンズになっていますね。
このレンズの性質は縦の方向の光は素通しで、横方向の光だけを曲げるのです。
これで2つのピントを1つにして乱視を矯正するのです。
乱視のレンズは球面レンズを一方向削って作られていると思ってください。

乱視も経年変化します。

乱視は年齢に応じて変化します。特に高齢になると変化しますので5年に1回は検眼の必要があります。

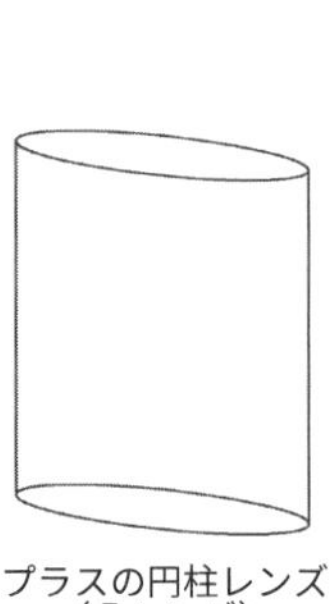
プラスの円柱レンズ
（凸レンズ）

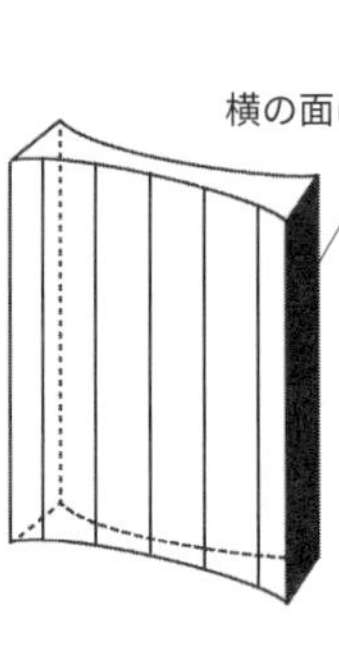

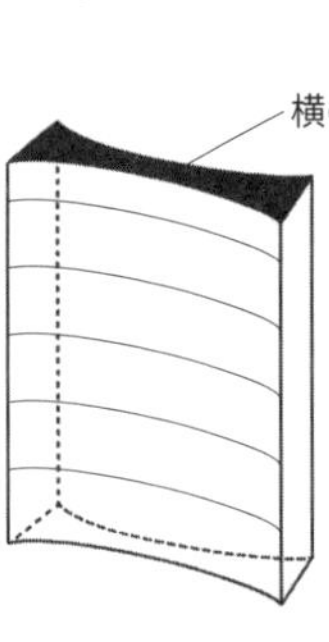

私は20歳の頃は0・25D未満の乱視で、メガネは遠視用の凸レンズのみでした。
しかし、中年（40歳頃）になると、遠視も増し、乱視が現れました。
その後、5年ごとに検眼をする度に、この傾向は続き、現在のメガネの度はなんと！

凸レンズの度	プラス2・5D
乱視の度	マイナス2・0D
遠近レンズの近用は	プラス3・0D

との結果になりました。
屈折に詳しい眼科の先生とディスカッションしたところ、次のような意見でした。

① 若いときは上下からの圧迫を受ける直乱視が多いが、経年変化では横から圧迫されて倒乱視化する傾向。
② 経年変化によって、直乱視は正常化するか、倒乱視化する。倒乱視はさらに進む場合が多い。
③ 今後の検証が必要。

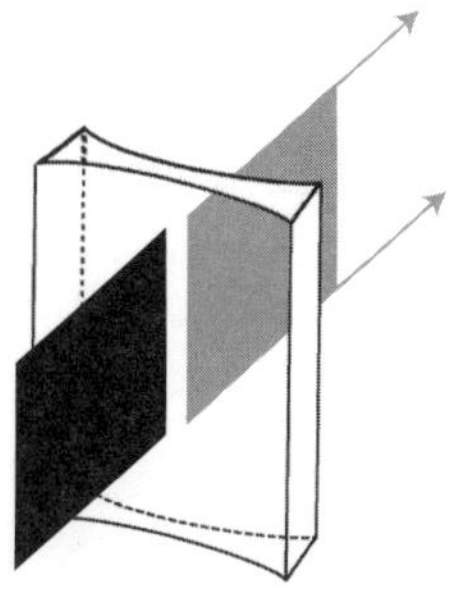
縦方向の光は素通り、直進する。

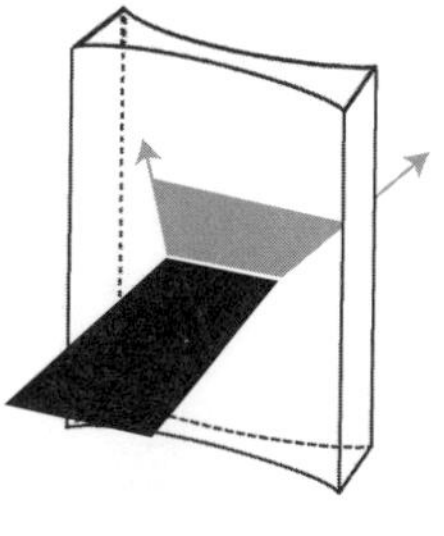
横方向の光は拡散させる。

第4章　これ以後は成人の人を対象に　肩と首の凝りは目から

首と肩の凝り、眼精疲労は毛様体筋から

肩と首の凝りは目から。

1955年頃テレビが普及し学童の近視化が問題視された時代でも、マッサージ器のたぐいは、銭湯やヘルスセンターでしか見られませんでした。使用するのは、専らおじいさん、おばあさんでした。

現在はどうでしょうか。休日の大型電気店では、子供をおもちゃ売り場で遊ばせ、豪華なマッサージ器でリラクゼーションしている、若いお父さん、お母さんの姿が良く見られます。

電卓、デスクトップPC、ノートPC、ゲーム機、スマートフォンと次々と進化するVDT（ビデオ・デスク・ターミナル）の売り上げが上昇の急カーブを描きました。

それと呼応するように肩もみ器。マッサージ器、そしてマッサージ、リラクゼーション施設の普及カーブが上昇しております。近業と肩凝りの関係が想像できませんか。

眼精疲労を考えて見ましょう

弊社では、大規模企業の従業員を対象に目の疲れについて調査してみました。（下グラフ）

ほとんどの人が世に言われる眼精疲労の類を訴えています。

また、午前中と午後の作業能率を自己判定してもらったところ、なんと殆どの人が作業

【グラフ】ワック社による眼精疲労自覚症状調査

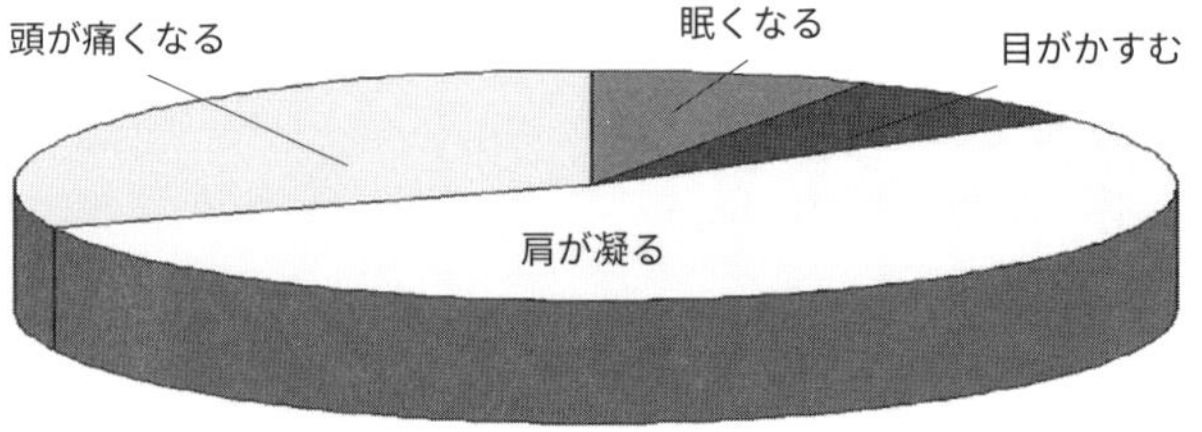

調査対象：京都銀行／京都銀行事務センター／京都中央信用金庫／三菱信託銀行 他

能率の低下を自覚しています。中には50%ダウンを訴えています。

能率が半分になれば午後の人件費は倍となるのです。企業の損失です。

1日中会社に在社しないで、自宅で作業をさせる企業が増えています。

自宅で作業する人は疲れたら休めます。

一方企業では、作業の能率だけ得られれば良いので、お互い効率の良い成功報酬のやり取りとなります。

無自覚な毛様体筋の疲れに対する無意識の対策ではないでしょうか。

毛様体筋の疲れはわかるの?外から見えないけど。

毛様体筋は疲れても脳が感知しない筋肉といいました。外から見えないのに疲れているのがどうして解かるのでしょう?

はじめにお話した毛様体筋と水晶体、チン小体の図をもう一度見てみましょう。(【図】目のしくみ)

近くを見ると毛様体筋が収縮して水晶体がふくらみます。

遠くを見ると毛様体筋が緩んで水晶体が薄くなります。

図を見ると毛様体筋と瞳孔の筋肉がつながっているでしょう。

近くを見るとき毛様体筋が収縮しますが、そのとき瞳孔が収縮します。

近くを見ると瞳孔が収縮し、遠くを見ると瞳孔が散瞳します。

これを瞳孔の「近見反応」といいます。(次頁【図】瞳孔の動き)

【図】目のしくみ。

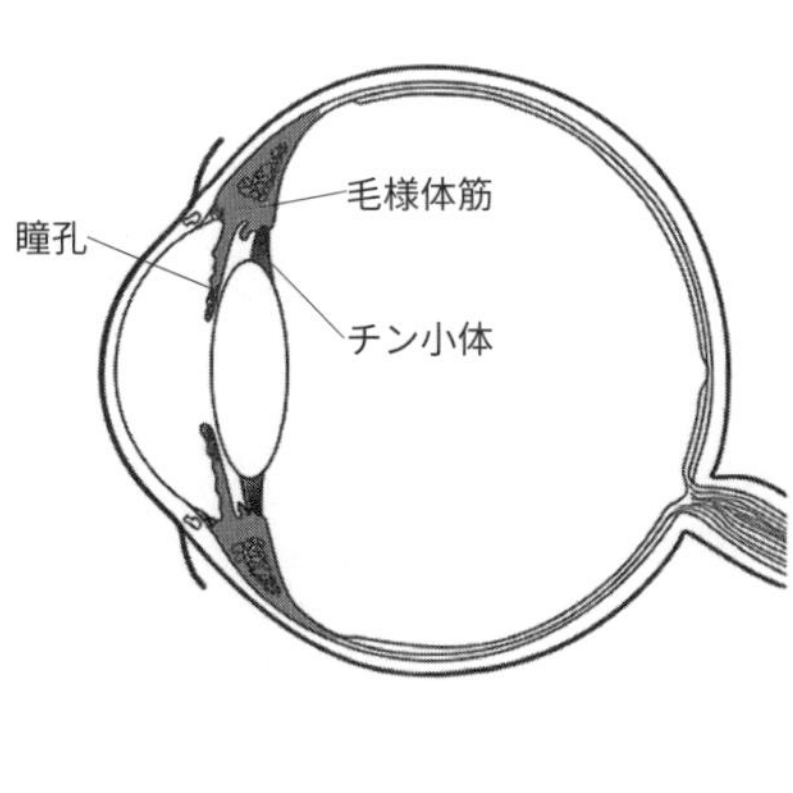

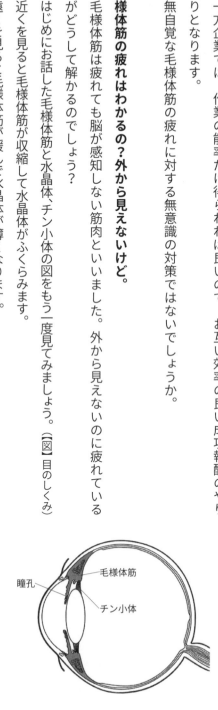

もし毛様体筋が疲労、緊張したら、瞳孔の動きが悪いはずです。このことに注目した全国の屈折調節に詳しい先生方が近見反応研究会を始めました。この研究には多くの大学教授も参加されました。後に私も研究会に招かれました。

浜松ホトニクスと私の会社が共同で開発に協力し完成したのが「近見反応測定器トライイリスC9000」です。

被険者は50cmの位置からゆっくり近づいて20~25cmの位置から遠ざかる視標を見ているだけです。

写真のように、毛様体筋が疲労していなければ近くを見ると瞳孔が小さくなります。疲労していれば毛様体筋の動きが悪いので、瞳孔は少ししか小さくなりません。

CCDカメラで読み取ってグラフに表すと面白いように疲労の程度がわかります。心電図や脳波に比べて、このグラフは非常に再現性がよく、個人差も明確にわかり、素人にも自分の疲労の程度が理解できます。

京都の医師会が市民健診を催したとき、トライイリスの検査には長蛇の列が出来ました。2日間で500人余りを測定しました。

発売当初、この装置を利用する眼科の様子がテレビでも紹介され話題を呼びました。

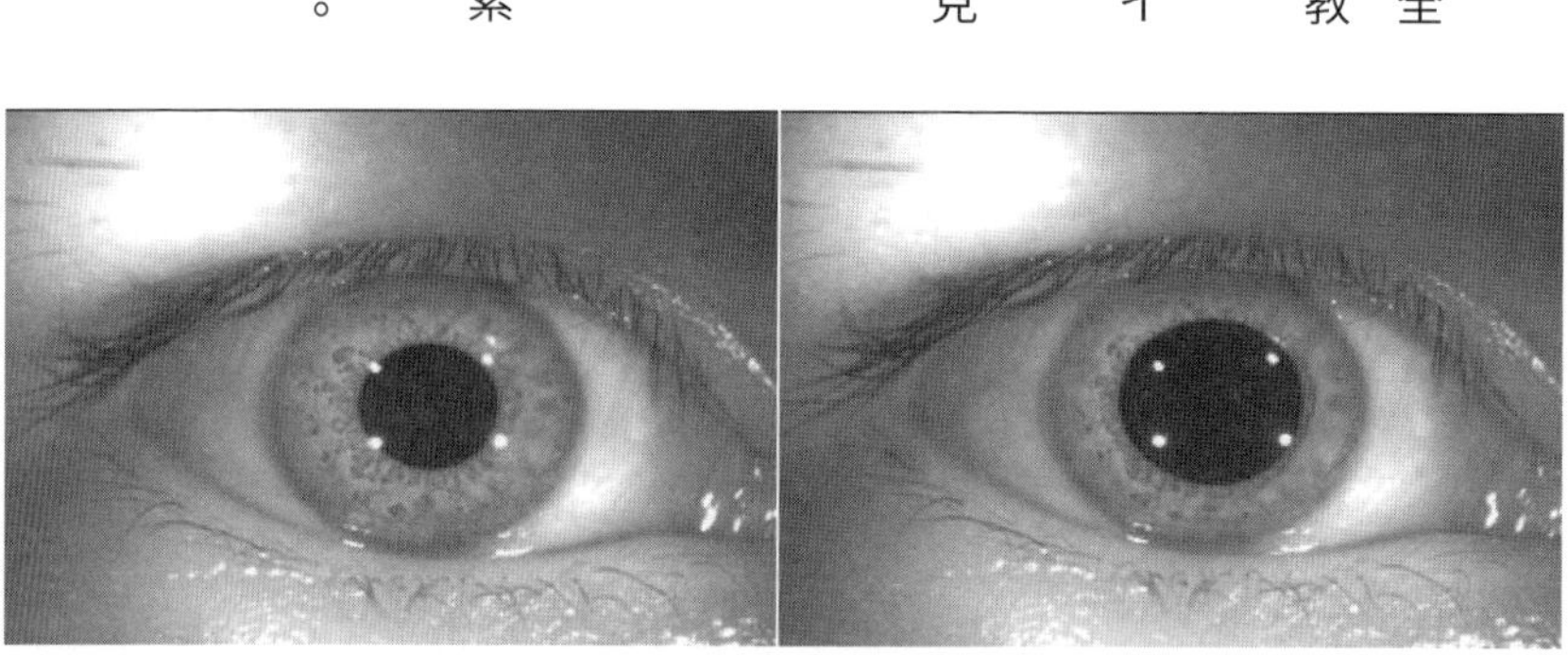

【図】瞳孔の動き。右は遠見。左は近見。（近見反応測定装置トライイリス C9000 にて検視）

この機器はコストが高く２００台足らずで浜松ホトニクス社が製造をやめました。

現在主要な大学や眼科に１５０箇所しか設置されていません。近見反応研究会の先生方から「どうしてやめた？」と惜しまれています。現在もカムバックを望む声がたえません。

毛様体筋と眼精疲労（肩、首の凝りなど）との関係は？

近見反応研究会の先生方がトライイリスを利用して多くの研究成果を報告されており、眼精疲労（肩凝り、頭痛など）と毛様体筋疲労の関係が証明されてきております。

トライイリスを使用して、眼精疲労外来を開設する眼科もあります。

私はトライイリスを利用して毛様体筋の疲労を観察し、いろんな方法で肩や首の凝りを取れることを日本眼光学学会や日本疲労学会で報告しました。

■例１　近視の強い（過矯正）メガネを正しく処方して肩こりを治した例。
近視の度数を弱めて正しく矯正して肩の凝りを治した人をトライイリスで測定して、グラフに表しました。

■例２　本来遠視なのに裸眼で（メガネを装用しないで）肩凝りが激しかった人に遠視処方をしたところ肩凝りが治った例。
遠視メガネ装用１週間後、肩の凝りが治りました。トライイリスで毛様体筋の疲労程度の良くなる様子がわかりました。

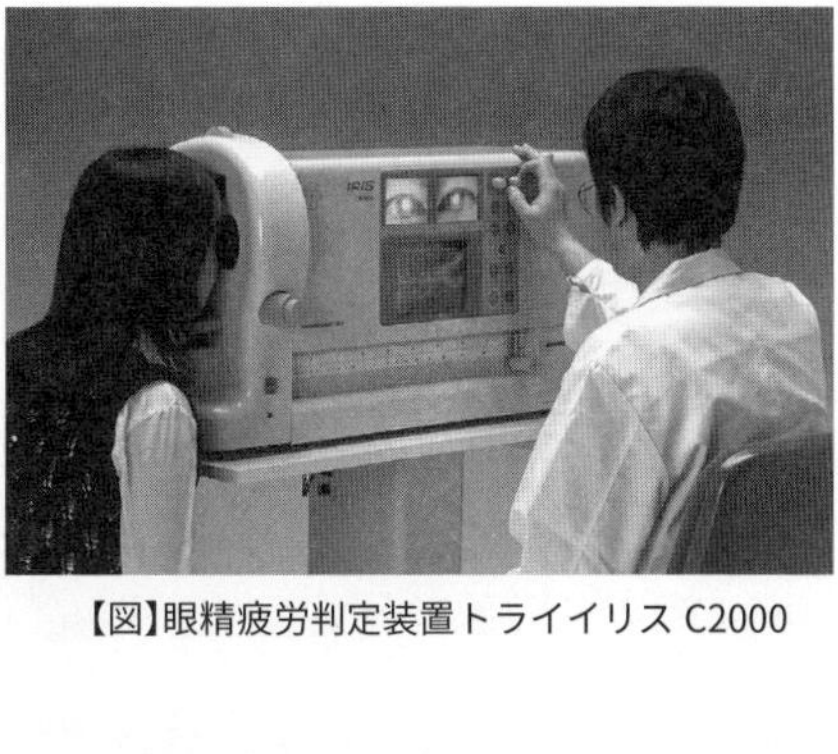
【図】眼精疲労判定装置トライイリス C2000

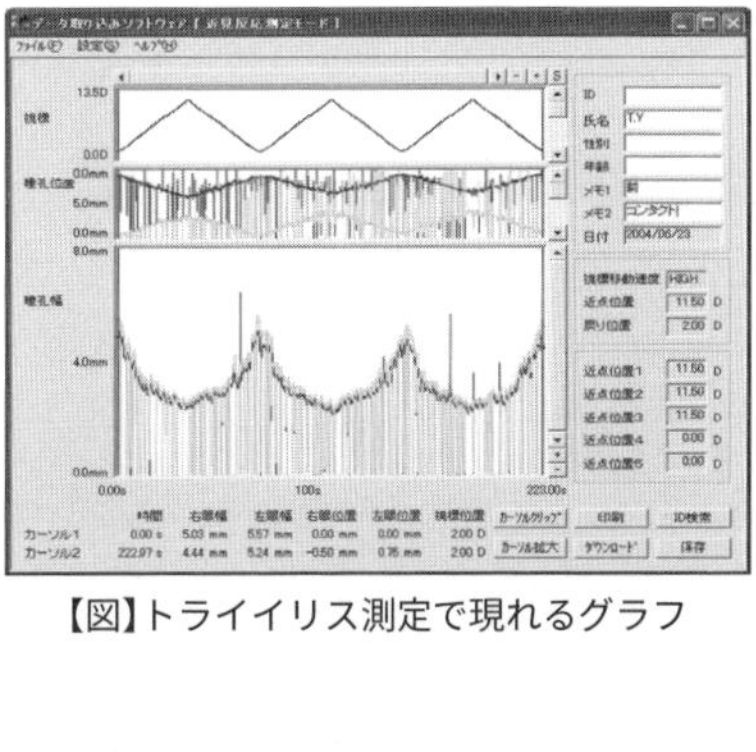
【図】トライイリス測定で現れるグラフ

■例3　トライイリスで疲労が顕著な人にワックを10日間続けた例。
10日後肩こりが軽減し、トライイリスのグラフが正常化しました。

現在、私はマッサージや肩もみの受診をしていません。

それなら、わたしは肩の凝らない体質なのでしょうか。

いいえ、学生の頃は肩が凝った思い出があります。

しかし、遠視のメガネを常用するようになってからは、肩の凝りが無くなりました。

それでも私も、ある条件がそろうと肩が凝ります。


2004年ハリケーン「カトリーナ」で甚大な被害を被る前のニューオリンズで開催された眼科学会に行ったときのことです。

日本の空港でチェックインの時、機内で使用するメガネをバッゲージに入れて預けてしまいました。私は日頃掛けている遠近両用メガネを装用して飛行機に乗り込みました。

機内では前のシートにTVモニターが付けられています。

映画の上映があり、面白いのでずっと見続けました。

ニューオリンズのホテルで我慢の出来ない肩の凝りを経験しました。

肩と首根っこが腐ったような気持ちの悪さで、「肩凝り」のつらさを実感しました。

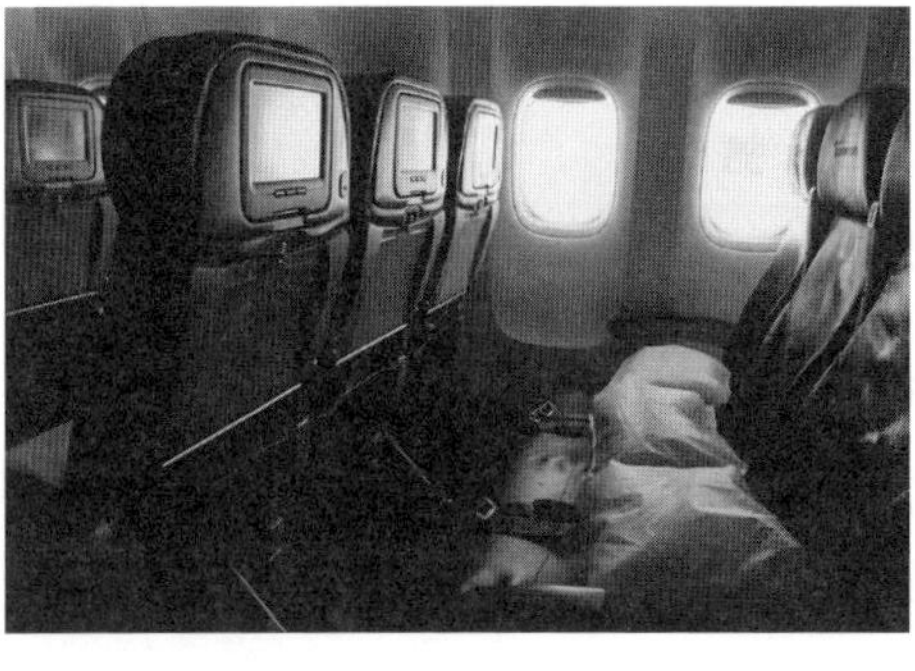

正面にTVモニターが装備される飛行機内。
目からモニター画面まで50cmで見続ける。

機内TVモニターは目の前にあります。

私の目は遠近両用の遠方レンズ域を通して50cm前の画面を見続けます。

60歳を過ぎた私の水晶体は殆ど動かない状態です。

遠方用のレンズ域は遠くの山を見るための部分です。50cmを見るには2・0D水晶体を厚くしなければなりません。

ぼやけたテレビ画面を見続けたため毛様体筋に大きな負担をかけました。

当然毛様体筋は疲労困憊していたはずです。

トライイリスで測定したら、瞳孔のグラフは正常でなかったはずです。

帰りの機内では、中近両用メガネを掛けて、同様のTVモニターで「武士の一言」を見ましたが肩の凝りはありませんでした。

私の中近メガネの遠方域は50cmを見る度数、近方を見る部分は25cmが見えるようにしています。

最近、私は家のテレビ（2m）、パソコン（50cm）、スマートフォン（25cm）を見る時それぞれにレンズを変えています。

メガネがいくつも必要かって？

いいえ、メガネは一つで、あとは便利なレンズアダプターを使います。

老眼メガネは進んで掛けましょう

老眼はどうしてなるのでしょう。水晶体が硬くなるのです。

先に目の年齢と近点距離の表をお見せしました。今一度思い返しましょう。（第1章「近点と調整力換算表」19頁）

目のピント合わせ（眼科では調節作用と言います）は水晶体の厚さを調整します。

幼児の場合5㎝まで近くが見えます。20・0D近くレンズが厚くなるのです。

20歳になると11㎝（9D）、

30歳で18㎝（6D）、

40歳で25㎝（4D）、

50歳で50㎝（2D）、

60歳で1ｍ（1D）、

70歳を過ぎると無限遠方（0D）より近くが見えません。

仮に正視で50歳の人の場合、夜空を見ると水晶体が扁平になり、きれいに星や月が見えます。100ｍ、50ｍ、10ｍ、5ｍ、1ｍ、50㎝と物が近づいてもピント合わせが出来ます。

でも、50㎝より近づくと、レンズは厚くなりません。

５０歳の人はレンズが２・０Ｄ以上厚くならないのです。

３３㎝を見ようとしてもぼやけてしまいます。

これが老眼です。

老眼とは近点が３０㎝より遠くなる目（言い換えれば、水晶体の厚みが３・０Ｄ未満になる目）のことです。

誰でも４５歳から５０歳で老眼になります。

コンタクト、メガネを掛けている人もレンズを掛けた状態では同じです。

年を取って水晶体が硬くなっても毛様体筋は動きます。

毛様体筋は筋肉ですから、歳を取ってもピント合わせのために水晶体を動かそうとします。

しかし老眼になると水晶体が硬くなりますから近いものにピントが合いません。

毛様体筋は頑張りますがダメです。

これでは毛様体筋は疲労困憊しています。

でも、脳はその疲労を感知しません。

そのため肩が凝るのです。

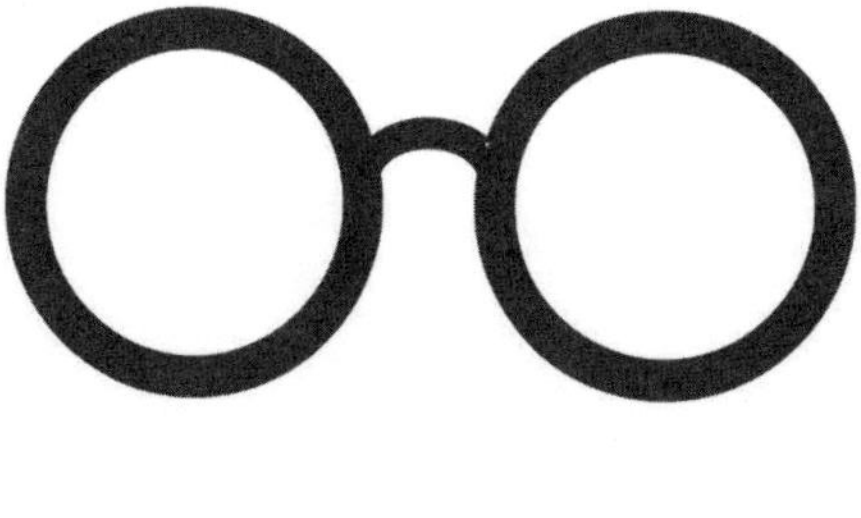

トピックス　近業を行う30～50歳までで、首や肩が凝る方を対象の提案です

現代病ともいえる「慢性疲労」。特に「目」「肩」「首」に感じる疲労感は、誰もが克服したいものです。私が勧める「100円均一メガネ作戦」へ、ご理解をいただいていますが、講演後の質疑応答では、やはりマッサージの有効性についても多くたずねられます。

代表的な質問を紹介しましょう。

●凸レンズで肩凝り、首の凝りを治そう。「100円均一メガネ作戦」

30～40歳の方に提案です。

200円の投資をしてください。

100円均一ショップでプラス2・0のレンズを買って来てください。

一つは老眼メガネを、もう一つはメガネの前に掛けるレンズアダプターです。

安物ですが、度数は正しいです。私は数百枚も試してみました。度数が正しいのは驚きでした。

コンタクトの人、裸眼の人は近業（読書、パソコン、スマートフォン）の時にプラス2・0Dの老眼メガネをかけてください。

メガネの人は、レンズアダプターを用いて近業をしてみてください。

騙されたと思って10日間試してみてください。

きっと良い結果を体験すると思います。良い結果を体験したらメガネ屋さんに行って少し贅沢なレンズに変えても良いでしょう。

どうしてでしょうか。

このレンズを掛けると近くを見るとき水晶体の動きを2・0Dだけ減らせるからです。「目の勉強会」の中で解説した「覚えてほしい計算式」（16〜17頁）を思い返してください。25cmを見る時4・0D厚くなるのが2・0Dしか厚くならないのです。

このような提案をするのは私が初めてと思います。

200円で高価なマッサージ器の代わりが出来れば万々歳です。

この提案により、毛様体筋の無自覚な疲労が眼精疲労の原因であることが、体感されて理解していただければ嬉しい限りです。

50歳以上の人は老眼メガネを使用しているから、老眼メガネが正しければOKです。

でも、遠近両用のメガネの方はちょっと注意が必要です。

●遠近両用メガネで満足していませんか？万能ではありませんよ。

遠近両用（累進レンズ）のメガネは遠くから近くまでピントが合います。

しかし、そのメガネでデスクトップのパソコンを見たらどうでしょうか。

遠近両用のメガネは視線が地面と平行になる部分のレンズは遠くを見る度数になり、近方の30cmを見る下の部分まで徐々にプラス度数が加わっています。

【図】遠近両用メガネのレンズ（左）と守備範囲（右）

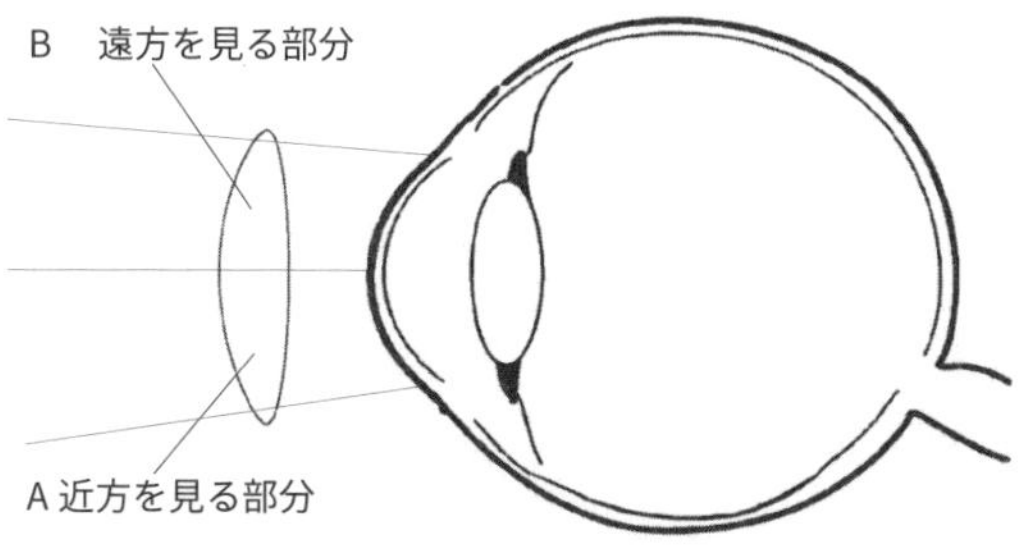

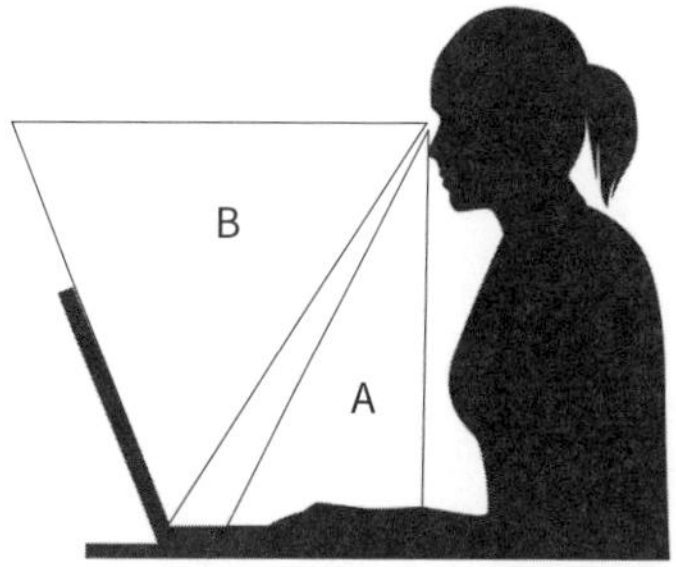

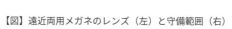

パソコンを見る姿勢を考えてみてください。

遠くを見る部分で50㎝の距離を見るとピントは合いません。

毛様体筋に負担がかかります。鮮明に見えるようにあごを上げてみている人がいます。

後頭部や首が圧迫され血液のめぐりが悪くなります。

このとき100円均一ショップで購入したプラス2・0Dのレンズアダプターを採用すると画面はハッキリ、肩や頭はすっきりするはずです。

●距離にあわせた老眼メガネを作ろう

私を例にしてみましょう。

私の年齢は79歳。水晶体は殆ど動かない年齢です。

遠近両用メガネを常用しています。遠方は無限遠に近方は30㎝に合うようにしてあります。視線を上げて遠くの山を見ると鮮明に見えます。

テレビを見るとき視線はレンズ上部を通過します。テレビの距離は2mです。

水晶体が動きませんので2mにピント合わせが出来ません。

2mを見るには、プラス0・5D（100÷200＝0・5）厚くならなくてなりません。

でも水晶体はガラス玉のように硬くて厚くなりません。

そこでメガネの前に0・5Dのレンズを入れます。するとテレビは鮮明に見えます。デスクトップのパソコン画面を見るときも視線はレンズ上部を通りますのではっきり見えません。

ここで凸レンズのプラス2・0D（100÷50＝2・0）をメガネに重ねます。画面は、鮮明に見えます。もし凸レンズを重ねずにテレビや、パソコン画面を見続けると、首や肩が凝ります。

スマートフォンの画面を見るときはプラス2・0〜3・0Dのレンズを掛ける場合が多いです。

遠近両用のメガネだからそのままで見えるじゃないかと思われますね。

累進メガネの近方の部分は本当に小さな面積です。

メガネが下にずれていたり、視線が外れると見えにくいのです。それでプラス2・0Dのレンズアダプターを掛けるのです。

メガネは一つですが、凸レンズを利用することで水晶体の厚くなることをカバーできます。

●老眼メガネは強い方がベターです。レンズの強さについて。
凸レンズはベター、凹レンズはワース。

近視のメガネの度数について。

マイナス2・0Dとマイナス3・0Dではどちらが強いでしょうか？もちろん、マイナス

3・0Dですね。

それではプラス2・0Dとプラス3・0Dでは？

誰でもプラス3・0Dの方が強いと答えます。

でも目にとってはプラス2・0Dの方が強いのです。

レンズの矯正によって眼内にピントが合う場合に、ピントが網膜より前の方に離れるほどレンズが弱いと考えるのが妥当なのです。

少し難しいですが、聞き流してください。

幼児の遠視性弱視の矯正において、凸レンズの数値が多いほど弱い（目に良い）のです。

プラス側が目に良いと思ってください。

●老眼を強める（プラス度を増やす）と癖になる？

癖になってもよろしいのです。

老眼は年齢からも、どんどん進むものです。一生に1~2度しか老眼メガネを変えないで、按摩やマッサージに通うより、進むたびにメガネを合わせて快適な視覚を得る方が毛様体筋のためだけではなく金銭的にも時間的にも良いのではないですか？

毛様体筋は筋肉です。80歳になっても動きます。

レンズの度　目にとってプラス側のレンズが弱い（良い）。

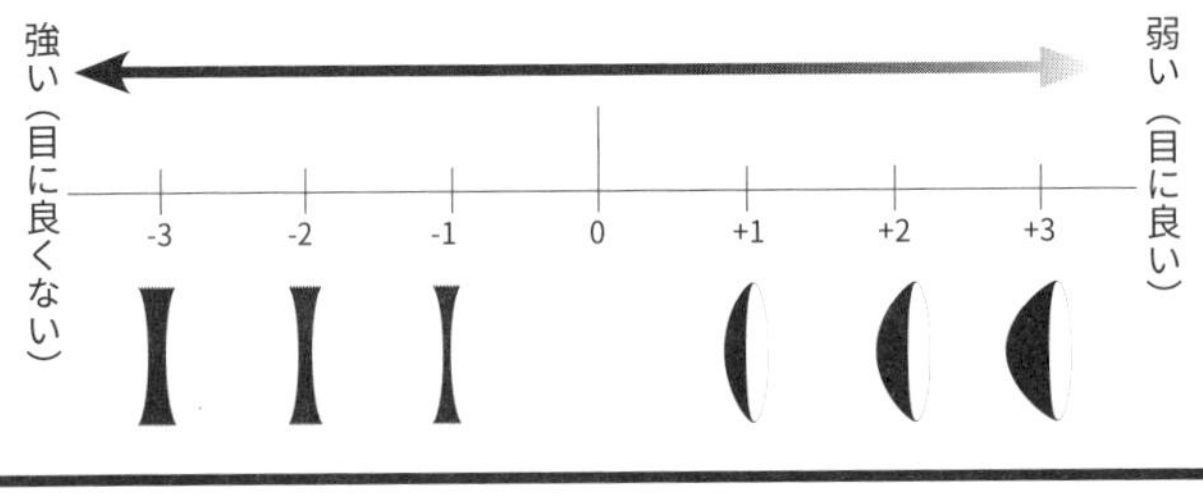

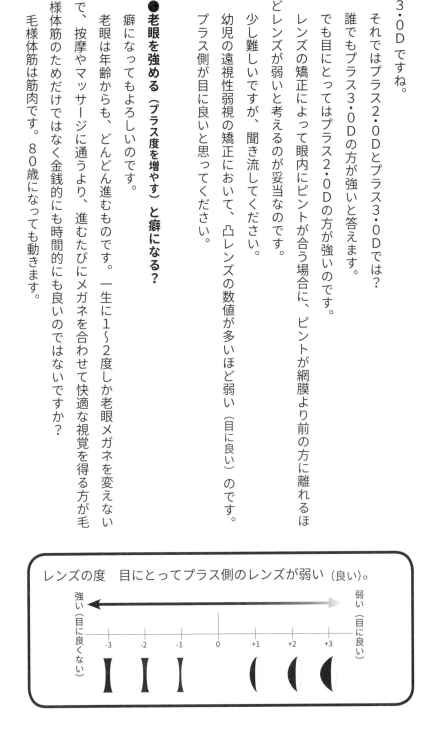

動かない水晶体を動かそうとして毛様体筋は頑張りますがストレスが溜まるばかりです。

この動きはトライイリスで証明されています。

●それでは、按摩やマッサージ、はたまたマッサージ器は必要ないものなんですか？

とんでもない！今の生活でスマートフォン、ゲーム、パソコンは欠かせないものです。

肩が凝ったら対象療法として気持ちの良いマッサージも必要です。

でも肩、首、頭など首から上の場合、目の疲れが原因の場合が多いことは理解しておいてください。


筋肉の凝りについては体の部位によって原因が異なります。

スポーツによる筋肉疲労、労働による疲労、姿勢による疲労と千差万別です。

それぞれマッサージやリラクゼーションが必要です。

多くのご質問をお受けしたので、こうした報告があったことを紹介します。

眼科ＣＦＳ研究会（２０１５年専門眼科医有志によってはじめられた研究会。慢性疲労症候群を眼科的に解明研究するために発足。会長は当時北里大学医療衛生学部魚里博教授）において肩や首の凝りの原因の７０～８０％は目(毛様体筋)が原因であるとの意見が眼科医から報告がありました。

７０～８０％の要因が目であることが報告されています。

意外と思われるようですが、目を楽にすることで、凝りを感じることのない快適な生活ができるのです。


肩と首の凝りの原因。

70 ～ 80%が目の疲労が原因。
これは近くを見続けることからの「毛様体筋」の疲労によるもの。

眼科 CFS 研究会による報告

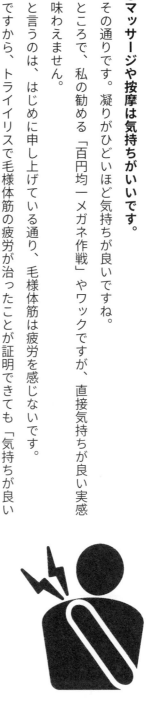

●マッサージや按摩は気持ちがいいです。

その通りです。凝りがひどいほど気持ちが良いですね。

ところで、私の勧める「百円均一メガネ作戦」やワックですが、直接気持ちが良い実感が味わえません。

と言うのは、はじめに申し上げている通り、毛様体筋は疲労を感じないです。

ですから、トライイリスで毛様体筋の疲労が治ったことが証明できても「気持ちが良いこと」が実感できません。

何日か続けるうちに、知らずしらずに懲りが根本的に除去されるのです。

辛いものを食べて、水を飲むとおいしいと実感します。

辛い、おいしいと感じる味覚は、脳ですぐに感知できます。

でも辛いものを食べなければ喉の渇きはありません。

前述の通りに、毛様体筋の疲れが原因だから肩が凝るのです。

凝った肩をマッサージすれば対症療法として「気持ちがいい」です。

でも根本的な解決になるでしょうか。一時的な緩和にすぎません。

●目以外が原因の肩凝りもあります。

私の若い時のことです。歯茎が腫れると肩が無性に凝りました。

治療したり抜歯の結果、うそのように凝りが消滅したのを記憶しております。

おかげでほとんどの歯はなくなりました。現在上の歯は一本もありません。

歯槽膿漏とのことでしたが後で抜く必要はなかったと聞かされました。

でもその時はグッドチョイスと信じていました。


また一つの例、親友の奥さんです。

私たち夫婦と食事をした後必ずと言ってよいほど頻繁に肩凝りを訴え、あの当時はやりのニューヨークマッサージに寄ってから後の飲み会に移動しておりました。

きっと遠視があるのではないかと、検査したところ軽い近視でした。

他の疾患を心配して人間ドッグを勧めましたが、あまり気にせずそのままにいました。

数年後のこと、履いているスリッパが足から外れる、ゴルフ場で持っていたパターを落とすといった現象で、ようやく人間ドッグへ入りました。

結果、末期の脳腫瘍との診断でした。未だに無念さがあります。

凸レンズ装用やワックで肩の凝りが取れなかった場合必ず検査を受けてください。

検査は「異常を発見するのではなく異常がないことを喜ぶため」と思ってください。

ダコモ〔D'ACOMO〕(1989年)

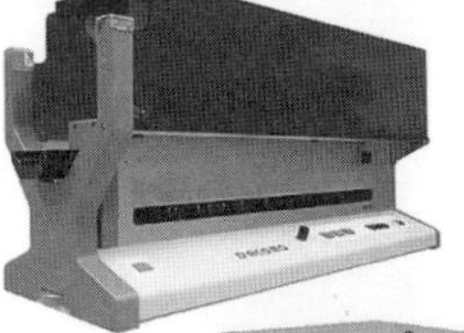

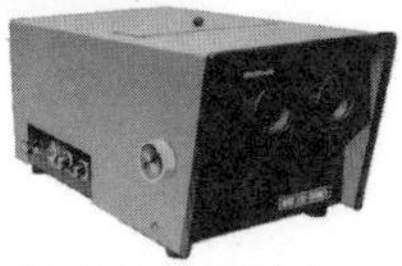

ワックF-102（1974年）

ワックD4000（1981年）

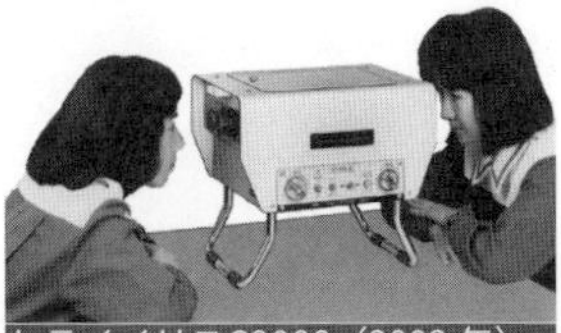

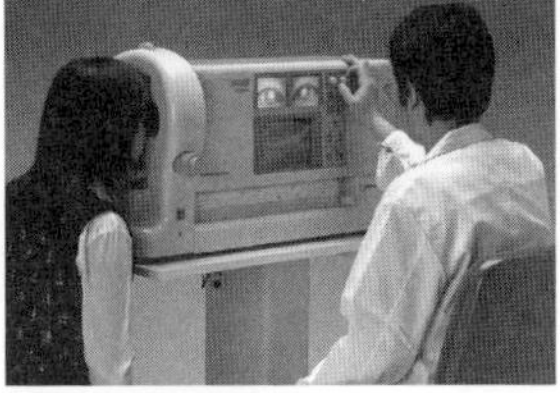

トライイリスC9000（2003年）

目を研究してきて。

眼科医会や自主講演では、
私の製品の宣伝説明はひかえてまいりました。
しかし、それらの装置は、メガネ矯正に役立つこと、
目の疲労や目の年齢を判定するのに役立つようにとの
思いでに開発したものです。

また、私自身の主張が正しいかどうかを
証明出来る方法として、機器を開発したものです。

以上の理由から、本書ではワックD型に
加えていまひとつの装置について
その目的や理論を知ってもらいたいと思います。

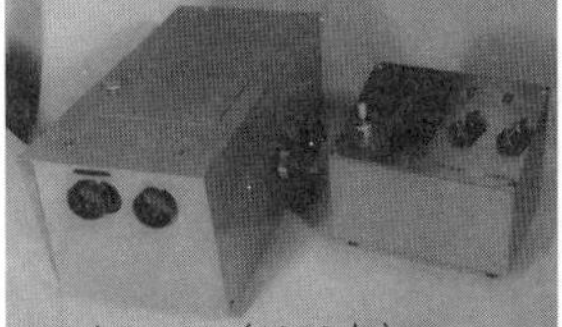

ワックD-101（1970年）

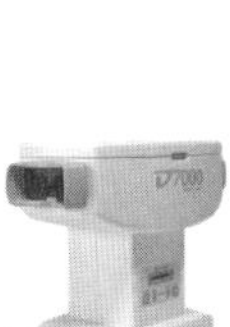

ワックDM-7000（2017年）

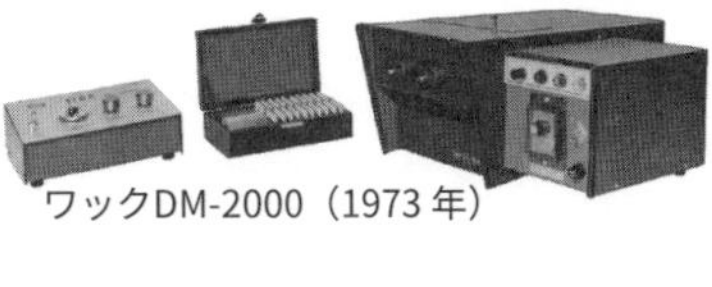

ワックDM-2000（1973年）

両眼開放定屈折近点計 ダコモ（D'ACOMO）の理論と目的

ダコモ（両眼開放定屈折近点計）は著名な大学や病院では採用されています。
内外の眼科学会にも発表が多く文献もたくさんあります。
本書のはじめに指で試してもらいましたね。
あの実験が理想的な装置として生まれたのです。
私もシンガポールの国際眼科学会で発表しました。

■ダコモの役割

矯正された目の遠点、近点が正確に測れる。

①患者さんの目が正しく矯正されているかが正確に測定できる。

②遠点も測れるので矯正した目の明視域が判る。（メガネ、コンタクト（遠近両用）、レーシック、眼内レンズ（遠点両用）、モノビジョン）

■目的

①目の近点（どこまで近くにピンと合わせが出来るか）を測定し、本当の年齢と比較します。

②明視域を測定し、矯正した患者さんの目で、どこからどこまではっきり見えるかを

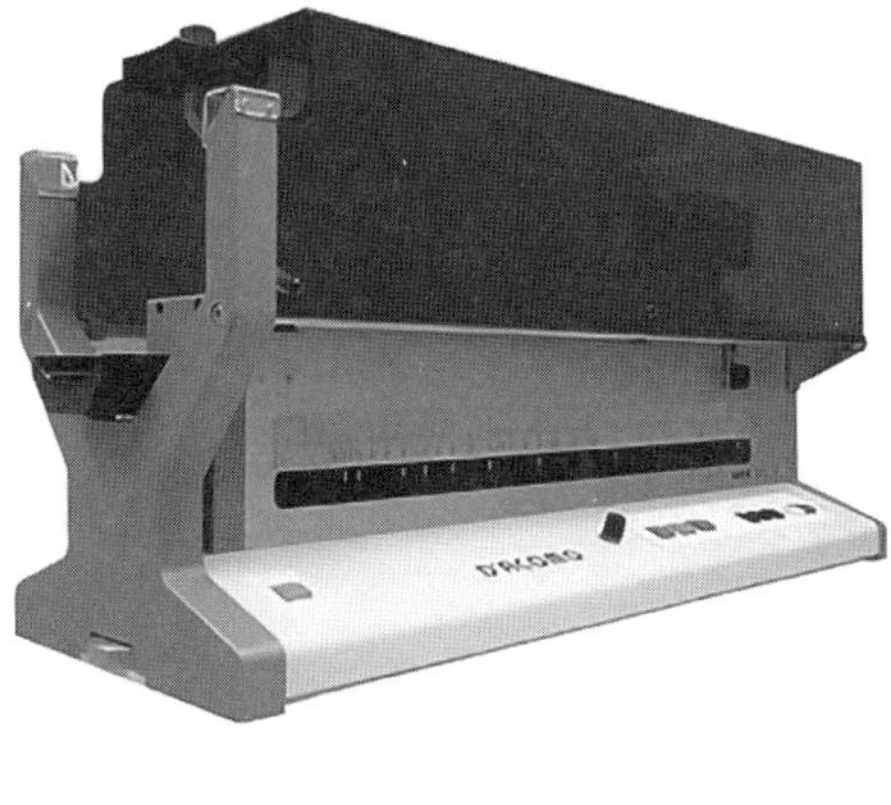

【図】ダコモ（D'ACOMO）

理解してもらいます。

■理論

①目の水晶体の厚くなる量に合わせて視標が近づきます。視標は近くなればなるほどピント合わせの速度が遅くなります（この方法はダコモだけです）。同じ速さ（定速度）で動くと、近いところで目のピント合わせは追いつきません。

②患者さんは、ぼやけたところでボタンを押しますが、個人の判断はあいまいです。
それを他覚的に正確に判定出来る工夫がなされています。

■対象

全年齢

理想的な目の矯正とは

遠くが良く見えるだけの矯正（メガネ、コンタクト、レーシックなど）は１９世紀の風景専用カメラの次元です。

現代のカメラは近接撮影が何cmまで可能かのレベルです。

作ったメガネで、明視域（どこまで近くが見えるか）が判れば患者さんも安心です。

眼科とメガネ店の違いは近点測定をするかどうかです。

ほとんどのメガネ店では近点測定を行いません。

両眼視検査器ワックの開発経緯と原理、目的、対象

開発の経緯

従来、眼科ではメガネ矯正検査のとき、水晶体を「調節休止」の状態にするために、次の二つの方法が行われていました。

①凸レンズ装用させる方法。

②点眼薬で散瞳してオートレフラクトメーターで測定する方法。

しかし、時間がかかり散瞳後は眩しくて運転ができないことから、患者さんに喜ばれませんでした。

そこで、短時間（5分）で楽しく効果の得られる方法として考案したのがワックです。

中尾先生の強い要望もありました。

製作した最初の器械で、高校生を対象にモニター調査をしました。

この調査は「望遠訓練効果」と紹介され、結果は大阪の眼科医会で報告されました。

その後、他の先生方が眼科学会、学校保健学会にも報告されています。

当初はメガネ矯正検査時に水晶体を休ませる目的に利用されましたが、ワックを5分間

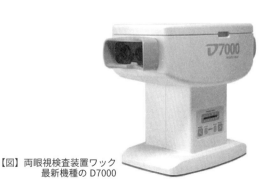

【図】両眼視検査装置ワック
最新機種の D7000

使用した後、視力の向上が著しいことから、眼科では仮性近視の訓練器として専ら使用されるようになりました。現在では全国の５０％近い眼科で使用されています。

先生方の希望で個人向けのものも眼科を通じて販売したこともあります。

ワックの理論

○セパレートの立体画像
左右の目の代わりに二つのカメラを並べて撮影します。

器械を覗くとき、右の目は右のカメラで写した風景、左の目は左のカメラで写した風景を、それぞれレンズを通して見ます。

脳が立体画像としてとらえます。左右の目はまっすぐ別々の画像を平行視します。

スマートフォンや読書で内寄せになった視線をまっすぐにします。

３Ｄテレビのように一つの画面の中に出来た二重の像を専用のメガネで　見るのではありません。

○遠方凝視
レンズを通して見る立体風景は、１ｍから宇宙の彼方の無限遠方に前後移動します。

近づくと風景が大きくなり、遠ざかると風景が小さくなります。

それを目が追いかけます。オートレフラクトメーターの視線と条件が違います。

【図】セパレート立体視の画像

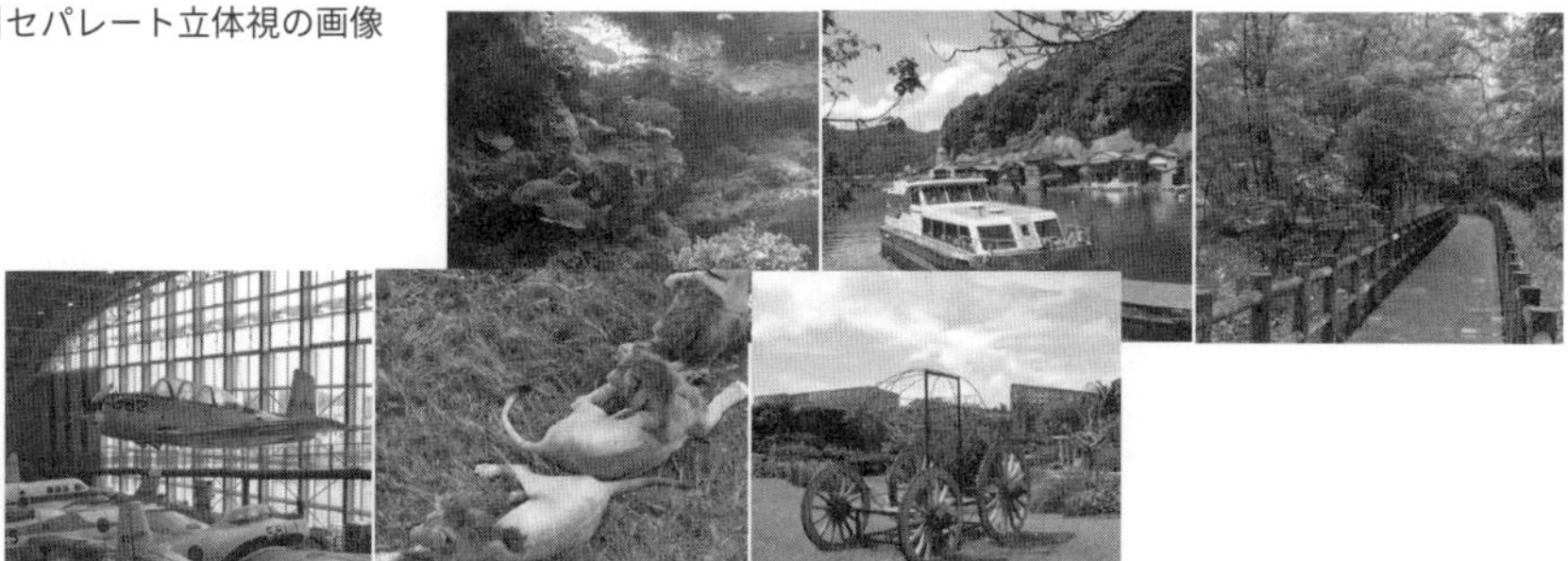

○光源のフリッカー効果

効果１：毛様体筋の体操

風景が点灯すると目に入る光によって瞳孔が縮瞳します。風景が消えると暗くなるので瞳孔が開きます。瞳孔は毛様体筋に繋がりますので、毛様体筋が体操するのです。

効果２：画面が消えると脳に来る情報がゼロになります。

画面が点灯して現れると、一気に情報が入ります。脳はその度に（無意識ですが）防衛本能で身構えて風景を見つめます。

お母さんが赤ちゃんの注意を引く為に、「イナイ・イナイ・バー」するのと同じです。

１分間に２０回、５分で１００回の点滅がその度に毛様体筋と脳に刺激を与えるのです。

新しいＤ７０００では光量が4倍になり、より効果的です。

点滅時の周期は、瞳孔の動きに合わせてあります。早い周期ではありません。

ぼんやりと遠くの景色をいくら眺めても、膨らんだ水晶体は簡単に元に戻りません。

（毛様体筋の働きで前に説明しました）

○両眼視検査

ワックの新しいＤ７０００型には両眼視検査機能が加わりました。

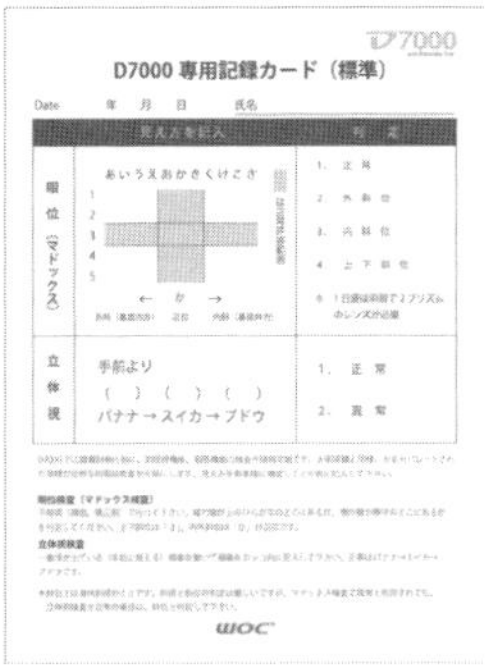

【図】最新機種の D7000 用
記録用紙

物体の動きや大きさ、奥行きが正しく見えているかを検査するのです。

これが正しいと運転やスポーツが安全に行えるかどうかが判定できます。

別々の二つの画面を見るので自然で正しい両眼視検査が可能です。

ワックの利用目的と対象

目的①：メガネ矯正検査前の雲霧法
対　象：メガネ矯正時に全員

雲霧法とは、先に述べたように、検査前に凸レンズを装用させるのです。すると遠くから来る光が網膜に届きません。雲や霧の中に入ったように、遠くがぼやけます。

それで雲霧法、英語では「Fogging method」と言います。

ワックは理論の通り、凸レンズ装用より、短時間で楽しく雲霧の代わりをしてくれます。

目的②：若い人たちを対象に、進行性の近視の予防訓練。
対　象：２５歳以下、弱度近視

目的③：成人の近業による疲労（肩こり、首のこり等）
対　象：パソコンなど近業による眼精疲労（肩こり、首のこり等）

目的④：両眼視のチェック
対　象：スポーツ、運転、器械操作、検査等を専業とする人。
　３０代より若い人たち全員。（一過性の周辺立体視以上の発見と改善）

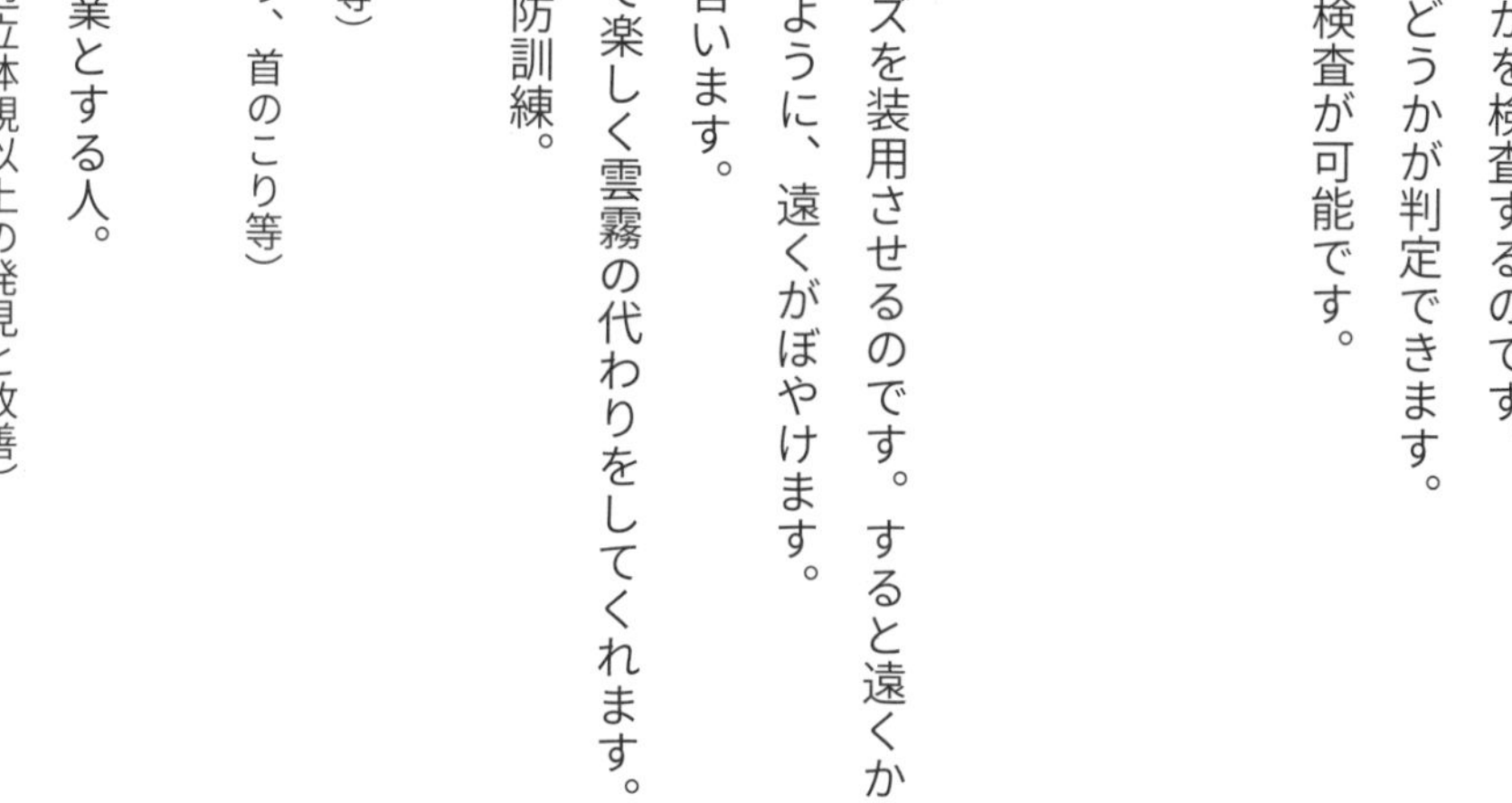

【図】両眼視検査
奥行きと左右の焦点のズレを見つけます。
立体視（奥行きある画像に浮かび上がるバナナ、スイカ、ブドウを見て検査をする）

若い人に見られる無自覚の立体視異常

ところで、直近の報道によると、高速道路の逆走事故、航空機の整備ミス、列車のオーバーラン、客を乗せないでの見込み発車、前方の事故表示に気づかない追突、センターラインオーバー、うっかり追突などコンピューター制御や指令に頼り切って、人間が「気づかない」でひき起こすトラブルが頻発しています。

本人は見たつもり、感じたつもりでも実は意識できない感覚の鈍化があるのではと危機感を感じましたので、あえて追加いたします。ここでまた勉強してください。

どうして目は二つあるの？

魚には体の側面に左右の目があります。それぞれの目は右１８０度、左１８０度に視野を持ち前後左右の敵を見渡せます。ところで人間やサルは顔の前に二つの目があります。集団生活で後ろの敵は仲間が守ってくれるのです。

ここで実験です。

壁の時計を見つめます。手を伸ばしてエンピツを前方に立ててみてください。そしてエンピツを見つめてください。エンピツは１本に、時計は二つ見えるでしょう。そのまま右目を閉じてください。二つ見えた時計の右側の時計が消えますね、左目を閉じると左の時計が消えます。

次にそのままの姿勢で時計を見つめてください。エンピツが２本見えますね。では右目を閉じてください。左のエンピツが消えるでしょう。左目を閉じると右の指が消えます。二つの目の視差によってズレを感じますね。これを脳が処理してエンピツが手前に、時計が向こうに見えるように感じます。これを立体視と言います。

左右の目を閉じたり、開いたりをくりかえしてください。何度も、何度も。

二つの目が別々の世界を見ているのを実感してください。

立体視とは

立体視とは物の大きさ、形、広がり、前後左右への動きを二つの目で感じる能力のことです。人間が行動するのに最も大切な視機能です。

すべての人が日常生活において正常な立体視をもっています。歩いたり、走ったり、自転車に乗ったり、運転したり、大きな作業や米粒を選別するような小さな作業をしたり。

ワックで発見された若年者の無自覚な立体視異常

今回発表したワックＤ７０００の検査項目の中に目の調節機能以外に立体視の検査があります。

この検査で正常ならば、自転車、自動車の運転その他スポーツは安全であると伝えられるのです。

しかし、京都の眼科学会の展示場で眼科医103名を対象に検査したところ、全員が正常でした。ところが104人目の奈良医大の若い女医さんが異常とでました。その後大企業、銀行などで検査したところ、50才以上の殆どの人が正常である一方40才未満の若い人たちの30%以上に異常が見つかりました。しかも本人は異常を自覚していません。さらにこの異常者にワックの風景点滅刺激5分を繰り返すと立体視が改善することがわかりました。この女医さんもワック5分の刺激の間に正常な立体視となりました。

このような現象はこれまで経験しておらず学会報告がありません。名和良晃先生（元奈良医大眼科助教授）と江島義道先生（元京都工芸繊維大学学長、京都大学名誉教授）と研究を始め、日本眼科学会、日本臨床眼科学会、そしてフロリダのARVOでも報告しました。私自身も眼光学学会で報告しております。現在脳のレベルからの解明研究に取りかかっています。

この現象で特徴的なことは、

- 立体視の異常に本人は気付いていない。
- 30歳台以下に多い。
- 50歳以上の者は正常。
- 一過性で、ワックの点滅刺激などで改善する。この検査による異常者の内、眼科でよく行われる偏光眼鏡を掛けての立体視検査「フライテスト」では全員正常になる。

などです。

事故の際の運転手については、本人に直接過失原因になることはあまり報告されていません。若く、真面目で横着なことはなくむしろゲームオタク、飲酒の量も少ない。

もし「気付かない異常」があったとしたら？

このようなことを述べたら社会問題にも、と懸念しますが。

今後起こりうる事故の排除にも。また事故を起こした本人にとって、家族にとって救いになるかとの思いであえて取り上げた次第です。

若い脳は順応能力があります。でも管理システムに甘えて、ネグレクト（無視）することに順応する能力も考えられます。

蒸気機関車の運転手は中年以上のベテランでないとなれなかったと聞きます。

経験的な判断だったのでしょうか。

この現象が脳のレベルから解明できれば、いろんな事故や作業ミスを未然に防ぐことも可能ではないかと思います。

順応、慣れは「Unconscious Paresthesia（無自覚の知覚異常）」の原因となるのでは？

わたしから提案をいたします。

この本を刊行する契機となったのは、電車やバスの中でスマートフォンを見続ける学生たちの姿からでした。

遠くを見る機会が減り、近くばかりを見るようになった学生たちの将来を案じてのことからでした。

デジタル端末が登場してからというもの、これまで記してきましたように机上の学習のみならず、掌の上の小さな画面を凝視する時間に、彼らは多くの時間を費やしています。

こうした学生たちに、私は危惧を感じています。

目をいたわることへ気付いて欲しい。仮に見づらいとなっても、心掛け一つで悪化せずにいられることを知って欲しい。

当たり前に見えることだからこそ、彼らに伝えたいのです。

最後になりますが、目を守ること、心掛けて欲しいことを提言として述べさせていただきます。

今、文部科学省では「教育のＩＣＴ化」が強力に推進されています。

ＩＣＴとは（Information and Communication Technology）です。

従来のように黒板に先生が描いたものを紙のノートに書き写したり、紙の教科書を読ん

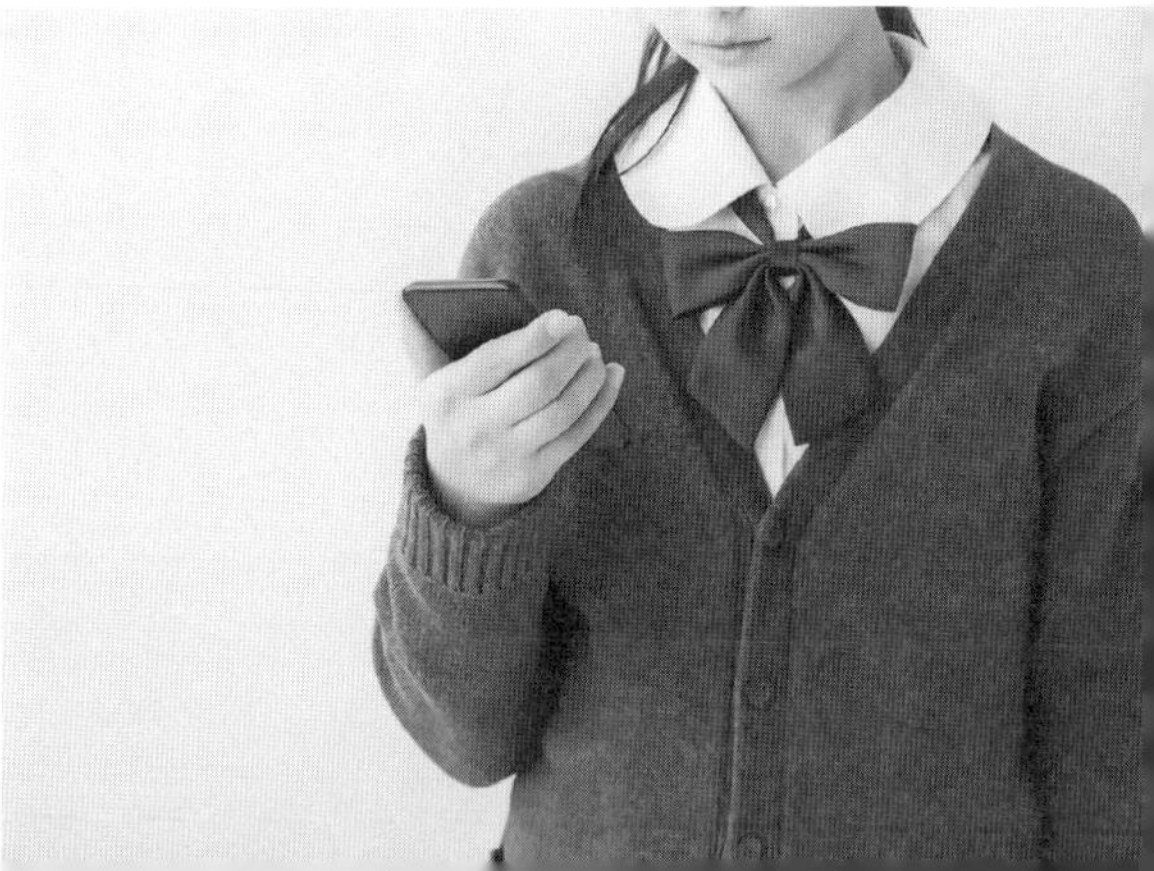

だりする一方的なスタイルから効率の良いＩＣＴの道具を活用しようというのです。

そのための具体的な計画として「デジタル教科書」の活用で、２０２０年までに全ての学校で１人１台のタブレット端末を導入したＩＣＴ授業を実現するというのです。

すでに、タブレット端末を生徒に配布している学校も増えております。

これは世界的なＩＣＴ化の流れ中である「効率」を主体とすれば当然のことでしょう。

しかし、視覚の面の配慮はどうでしょうか。

黒板の字を一心に見つめてノートに書き写す行為を思い描いてください。

数ｍ先の黒板を見るとき水晶体は０・５Ｄ以下の厚みです。

ノートに書き写すときは、机上に目が移り３～４・０Ｄに調節されます。

タブレット端末が登場する前には、デスクトップパソコンでの視聴覚的な授業が行われていました。これでも５０㎝の距離から見れば２・０Ｄの調節を維持することになります。

私は、このデスクトップ端末を利用した教育にも疑問をもっていました。

デスクトップと生徒の間には、ノートがありますので、目と画面の距離は５０㎝に保たれます。しかし、タブレット端末はスマートフォンと同じく目と画面の間は２５㎝と、さらに近くなります。

５０㎝と２５㎝では、水晶体の厚みの差は２・０Ｄになります。

星を見つめる距離とテレビを５０㎝の距離から見る差と同じなのです。

タブレット端末は、これまで以上に近くを見るのです。

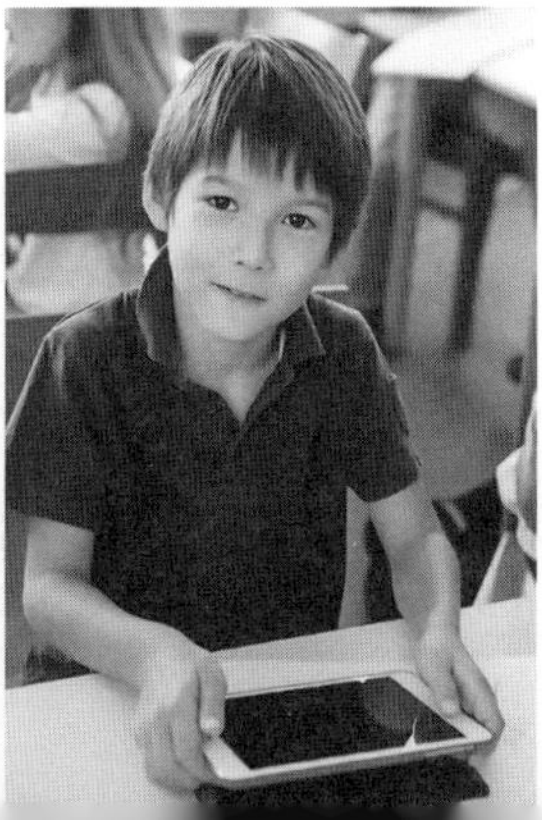

また、視力が良い遠視傾向の学生は、近くを見る時は大変です。水晶体を、人一倍に厚くし、目の筋肉である毛様体筋が緊張し続け、過大な負荷をかけ続けている状態です。

無意識な負荷を課される遠視を持つ学生は、集中力が途切れやすく勉強に飽きやすいようです。

勉強に飽きてしまえば、成績も芳しくなく、やがて「学校嫌い」になってしまうでしょう。「学校嫌い」が増えれば、義務教育であるべき学校運営そのものにも影響を与えるのではないでしょうか？

では、どうすればよいのか。

４５年前。私が中尾教授と実験と研究に明け暮れていた頃。

当時のコンピューターは紙にパンチで穴を開けて、それを読み込ませて演算をするものでした。大阪大学が所有する大型のものを利用していました。演算処理をしながら、中尾教授は「現在の電卓が発展して、パソコンが卓上型になれば、学童の近視化を防ぐことが不可能になる。視力の良い学童はますます勉強嫌いになる。当面は眼科医向けに開発した器械（ワック）を、将来各個人に自己管理させるシステムを期待する」と仰っていました。

わたしからの提言①

Ｋｅｅｐ　Ａｗａｙ　１０（キープ・アウェイ・テン）

今見ているものを１０㎝離す。

いずれ来る教育のＩＣＴ化を教授は予見し、目を守る方法の必要性を説いていたのです。

本書でこれまで記してきましたように、遠視の子供を発見して凸レンズを薦《すす》める、近視のメガネのかけかたを周知のものにする、姿勢の大切さを理解し納得してもらう、ワックの理論を広く浸透させるなど、様々な啓蒙活動が必要だと考えています。

技術進歩で、便利で効率的な生活へと変化ある中でも、目を守ることを忘れてはいけない。それは、ちょっとした心掛けをすることだけでも実現できることです。

そこで、私なりに提言をします。今からでも始められることです。

①Ｋｅｅｐ　Ａｗａｙ　１０（キープ・アウェイ・テン）今見ているものを１０㎝離す。

さぁ、この本を１０㎝離して読みましょう。

この本ばかりではなくスマートフォン、パソコン、ノート、新聞を１０㎝遠ざけて見て下さい。

１５㎝で本を見る人、２０㎝で見る人、２５㎝の人、３０㎝の人、４０㎝の人。

それぞれの位置から１０ｃｍ離せば調節（Ｄ）は、水晶体を何Ｄ厚くせずにいられるか？

１５㎝　　１００÷１５＝６・６６
２５㎝に離したら　１００÷２５＝４
なんと、２・６Ｄも、水晶体を厚くせずにいられるのです。

２０㎝の人なら　１００÷２０－１００÷３０＝１・７

25cmの人なら　100÷25－100÷35＝1・2
40cmの人なら　100÷40－100÷50＝0・5
たった0・5Dでも星を見るのと2mのテレビを見るほどの差が出るのです。
水晶体の厚さを抑えることは、目の筋肉の毛様体筋の緊張をほぐすことになります。
世界中の人が今の近業の距離を10cm伸ばしたら、近視の進行、肩凝りはどれだけ防げるか。

②Put Off Myopic Glasses（POMG：ポンムジー）

近業時には、近視のメガネをはずす。

「第2章『近視のメガネ』を外しましょう」で、概要を説明しました。
ここでは、近視のメガネを使用されている方への提言をいたします。
是非、心掛け頂きたい点になります。

■近視初期の方

若い年齢（25歳まで）の方は、メガネの進行防止のために近視のメガネを外して近業を行います。初期の近視の時は、遠点が30cm（近視度もマイナス2・5D以内）ですから読書

わたしからの提言②

Put Off Myopic Glasses
（POMG：ポンムジー）

近業時には、近視のメガネをはずす。

やパソコンを裸眼で見られます。

■近視度が強い方

中年以上になった近視度が強く外すと、本をうんと近づけなければ読めない方は、百円均一ショップで販売されているメガネアダプター（プラス2・0）をかけて見てください。または、以前の度の弱いメガネで近業するのもよいでしょう。

フランス文学出身者がどうして本書を出版するに至ったのか。

大阪市立大学仏文科卒業後、知人の誘いで、米国特許の日本国産検眼器オプトメーターに出会ったのがきっかけです。

特許文の翻訳中に器械に惚れ込み、内定していた就職を断りました。

1ヶ月の特訓と独学で、金沢大、順天堂大の教授に説明。

その後全国各地の教授に面談をするうちに、屈折の権威である奈良医大の中尾主一助教授（当時）に出会いました。

先生は当時国内唯一の検影法の達人だったと思います。

検影法とは患者の眼底に光を照写し、影の動きを検者が他覚的に読み取り目の屈折値（メガネの度）を測定する方法です。

先生の招きで眼科専修生として奈良医大に入局、二人で「メガネ外来」を開設しました。

「メガネ外来」では、先生の他覚検査と私の自覚検査で、矛盾が生じることがよくありました。

しかし先生は、率直に意見交換をしてくれる人でした。

「この人なら」との思いが眼科の世界に入った理由です。

写真、音楽、文学など、全て「のめり込む」性格のなせる技でしょうか。

中尾先生との研究で開発した器械は数種あります。

すべて、メガネ矯正法の改善を目指したものです。

「メガネ矯正を見直そう」と言うテーマで各地の眼科医会から講演依頼を受けるにいたりました。

大学医局、個人眼科、メガネ店などでの講演は、内外５００回を遥かに越えると思います。

私が卒論のテーマにしたのが、サン＝デグジュペリの作品『闘う操縦士』における彼の「死の観念」についてでした。

彼はパイロットとして、絶えず死と隣合わせでした。

広大な宇宙、永遠の時間の中で「点」でしかない個人の人生において現世の職は乗り合わせたバスに過ぎないと思っていたようです。

サン＝デグジュペリは、孤独な機内で、人や自然との魂の通じ合い（アプリボワゼ）を詩的にイメージし、表現して永遠の作品を生み出しました。

私も、たまたま乗り合わせたバスに乗ったままでのことです。

傘寿を迎え、これまで専門の方々に話した内容を、皆さんの、「目の一生」に役立てられればと念じております。

本文で紹介した計算式とわたしからの提言をまとめました。
あなたの目、家族の目を守るために、ぜひ覚えてください。

覚えてほしい計算式①

見る距離（cm）から厚み（D）を求める

D ＝ 100 ／ cm

＊Dとは
焦点距離1m（100cm）のレンズの度を1.0Dと決めたのです。

覚えてほしい計算式②

見る距離（㎝）から厚み（D）を求める

cm＝ 100 ／ D

＊見る距離と近点、膨らむ量を調節力といいます。

覚えてほしい計算式③

100／遠点㎝ ＝ 近視度

わたしからの提言①

Keep Away 10
(キープ・アウェイ・テン)

今見ているものを10㎝離す。

わたしからの提言②

Put Off Myopic Glasses
(POMG：ポンムジー)

近業時には、近視のメガネをはずす。

質問集

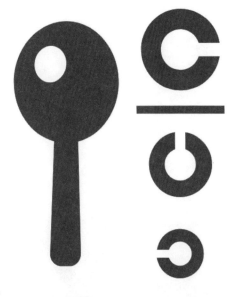

ここでは、講演でいただいた、代表的な質問をご紹介します。

〔眼精疲労について〕

■眼精疲労とは？眼の疲れとは？

眼精疲労とは症候群でしょうか。昔の眼科医学書では斜視、不同視、調節異常など種々の目の異常から起こるといわれていました。

しかし最近では近くを見ることから起こる疲れの総称のように思われます。

4〜50年前に発売された薬や按摩器などで最近急に眼精疲労に効くとうたっているものがありますが、もともと薬事に申請する効能明細にあいまいな眼精疲労を添付したところ、その効能が残っていたものがあるようです。

欧米ではかなり以前から、日本でもここ数年前から原因不明の強い疲労が長期間続くものを、慢性疲労症候群（C・F・S（Chronic Fatigue Syndrome））といっています。

本書のテーマは、これら疲労の原因が毛様体筋の無自覚な疲労の蓄積であることを理解してもらうことにあります。

〔目の症状について〕

■乱視と言われました。乱視は治りますか。乱視について教えてください。

乱視はおおむね眼科で矯正されています。

眼科に備え付けてあるオートフラクメータによって、乱視の度数をほぼ正確に測れる場合が多いからです。

この測定をもとに、凹レンズ、凸レンズとは異なる乱視の矯正用にレンズを処方します。

乱視は、元々の視力が1・0以上あった人は、あまり気にされなくて宜しいかと考えています。

乱視は、眼科にお任せされるのがよろしいかと思います。

乱視については、第2章の「乱視について」(68頁)をご覧ください。

■老眼は治りますか。

現在の治療技術では、難しいでしょう。

本文の年齢別近点を著した表(19頁)から年齢と近点の関連をご覧ください。

これまで世界中の著名な眼科医が著した表でも、ほぼ同じ傾向を示しています。

無理な努力は毛様体筋の負担になります。凸レンズを掛けてください。老眼メガネは進んでかけてください。毛様体筋への負担は軽減されて楽になります。

水晶体の硬化は20歳代から始まっています。老眼はある意味で正常な老化現象です。

最近まで読めなかった新聞の字が逆によく見えるようになったら一応眼科に行ってください。

老眼が治った、と喜んでいた人が眼圧の上がる緑内障と判明した例があります。

眼球が大きくなり、近視化すると言われています。

将来水晶体の硬化を防ぎ弾力を回復する技術が生まれれば良いのですが。

■飛蚊症について。心配です。

私も、雪のゲレンデに立つと目の中にいろんなごみのようなものが見えてびっくりします。

結論としてあまり心配はいりません。

一般の場合は目の中の老廃物がはがれて硝子体の中に浮遊するのです。でも良い機会です。

一度検査を受けて安心してください。

検査は安心するためにあるものと思ってください。

〔眼科について〕

■メガネを正しく処方してくれる眼科の目安は？

中尾先生や屈折検査に熱心な先生方と話し合ったことがあります。

メガネ矯正に十分な雲霧、明視域を判定できる近点測定、立体視検査が最小限必要ということを知っていてください。そのために理想的なものをとの思いで出来たのが両眼簡易検査器（ワック）、両眼開放定屈折近点計（D'ACOMO）、多目的両眼視検査器（BET）です。

目安としては、目の疲労を十分に除去してくれること。

矯正後、目の近点を測定して明視域を示してくれる眼科をお勧めします。

そして運転、スポーツに重要な両眼視（立体視、斜位など）の検査も必要です。

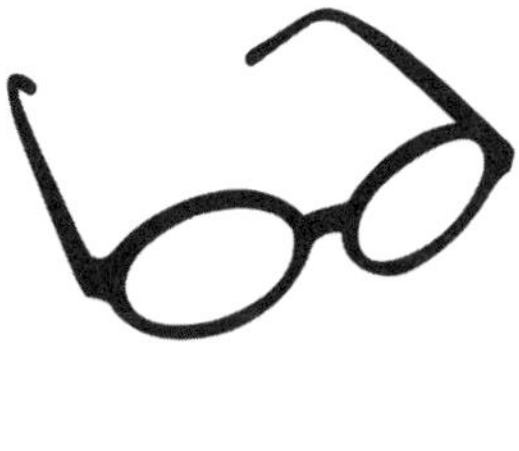

カメラを例にとります。１００年前のライカの時代は遠くの山がきれいに撮れれば良かったのですが、今は遠くが映るのは当たり前、どれだけ近くの物が映るかが重視されています。ところがメガネについては前世紀と同様遠くの視力だけを出せば十分と考えられています。スマホや、パソコンの時代に遠くの視力だけを重視するのは前時代的です。

そのためどこまで近くを明視出来るかを測定し目の若さと対比するために近点計を開発しました。著名な大学や眼科医院には、奈良医大で中尾、魚里教授と私が開発した　ダコモが設置されています。明視域の確認こそ現代の生活で最重要条件です。

ダコモが眼科医に認められるのは、目の生理が充分に考慮されているからです。従来の近点計は水晶体の動く速さを無視したもので測定誤差が大きかったのです。

〈年齢それぞれ〉

■幼児の強度遠視について、斜視、弱視、手術について、親として知っておきたいこと。

本書の第３章「どうして近視にならないの?・遠視について」（56頁）を思い出してください。遠視は近視と違って、目の網膜より後ろにピントを結ぶといいました。でも一瞬に（0・6秒ほど）水晶体を膨らませて網膜にピントを合わせます。これは0・5Dや1・0Dの軽い遠視の場合です。しかし5・0Dや7・0Dの強度な遠視の場合は条件が違います。

また実験してみましょう。左右の目の間にノートかハガキをセットして右目の前方に指をおいてください。その指を徐々に近づけます。このとき、左目は紙が邪魔して指が見えないはずです。それなのに左目は指を見つめようと内寄りになります。

私たちの正常な目は遠くを見ると視線が平行になります。1・0D調節すると1mに内寄せが起こります。2・0D調節すると50㎝の位置に内寄せするようになっています。水晶体の厚みと視線の内寄せが連動しているのです。

例えば、幼児の目が5・0Dの強度遠視としましょう。

遠くの山を見たとき、網膜の後ろに像を結ばないように、5・0D水晶体を膨らませます。

そのとき二つの目は20㎝の距離に内寄せします。赤ちゃんの目が内寄せ（内斜視）になっていないか注意しましょう。

お母さんの顔を一つにしたいので、何とか内寄せします。しかし長くは我慢できずに外に向けてしまいます、するとお母さんは二人（二重に）に見えます。

困りました。そこで脳が片一方の像を見ないようにします。片方の目だけで物を見るので他方の目は弱視化してしまいます。片一方の目で見るとき、ハガキの実験のように他方の目は内寄せられます。だから赤ちゃんの目が内寄せになっていないかを注意して観察してください。

「時々みられる、寄り目が可愛かった」なんて親ばかにならないように。

そこでプラス5・0Dのレンズを掛けるとピント合わせと内寄せのバランスが一致します。

凸レンズを装用しても、内寄り目（内斜視）が残ったら外向きになるように手術となります。

でも、ちょっと待ってください。

奈良医大で中尾教授とメガネ外来を設けたとき、他の施設で手術を勧められた子どもが来院しました。いずれも凸レンズを装用していました。内斜視もありました。

しかし、検査の結果、プラスレンズの度数が足りない子どもがほとんどでした。

自覚第二屈折検査法で矯正するとプラスの度数が増えました。

プラス3・0D装用の子供がプラス7・0Dだったり、プラス5・0Dの子供がプラス8・0Dであったり。改めて矯正した結果、寄り目が軽減し手術が必要ない幼児が多くいました。

成人して大学まで観察した実例3人は両眼視力1・0以上、遠視度は減少、斜視も正常か軽いプリズム矯正でOKでした。

幼児の遠視性内斜視、弱視は次のことに留意しておいてください。
●お母さんが目の内寄せを早期に発見すること。
●凸レンズ装用で弱視は防げること。家族が根気よくがんばること。
●内斜視が軽くなるまで、できる限りプラス度の強いメガネを掛けること
●先生の指導を信じてメガネを外さないこと。（近視のメガネは外しますが）
●健眼（よく見える方の目）を時々遮蔽して弱視の目で見る訓練をすること。
メガネを掛けた子供には「かわいい」、「かっこいい」と勇気づけてください。

メガネが薬になることを信じさせてください。

■子供の視力についてです。視力１・５です。落ち着きがなく勉強嫌いです。眼科で検査しましたが、正視と言われました。自覚屈折検査第二法を行っている眼科はどこですか？

自覚屈折検査第二法は、遠視を簡単に測定できる方法です。

全国にある眼科医会からの依頼で、私も「見直そう屈折と調節の常識」という講演をしております。この講演に出席された眼科では、きっと自覚屈折検査第二法を実施しておられると思います。

かなりの数の眼科医で行っていると思います。数が多く、ここで具体的な眼科医名を申し上げることはできません。眼科のホームページで、検査項目を公開している場合もあります。お調べになられるのが宜しいかと思います。

■中学生の子どもについてです。視力が０・７から０・５、０・１、０・０６と下がってきました。今にゼロのなるのではと心配です。

皆さんが視力と言っているのは遠方視力です。視力表には３０cm用もあるのです。大きさを３／５０に縮小したものです。近視になって遠くはぼやけても近くの物がクリアに見えれば視力は悪くありません。視力がゼロになったら大変です。そんなことはありません。

ちなみに、アメリカでは６m（２０ft）で「スネーレン視標」と言うEを用いた方法です。

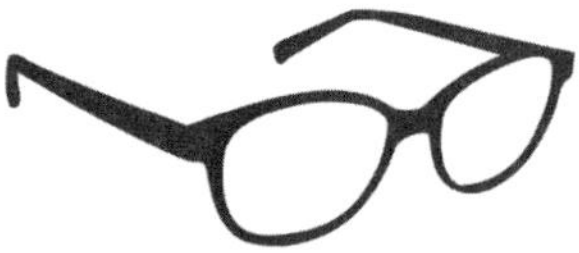

■35歳、強度の近視メガネ（マイナス6・0D）を掛けています。メガネを外すと本をうんと近づけないと読めません。

そうですね。マイナス6・0Dなら、遠点は20㎝ほどでしょう。30㎝で読書ができませんね。私が勧める「近視メガネを外そう」は、対象が若い人です。メガネを掛け始めて間もなくのせいぜい25歳までです。ですから近視の度数もあまり強くない方への呼びかけです。あなたのように、25歳以上の方には、遠近両用メガネをおすすめします。

あるいは百円均一ショップで販売されているレンズアダプター（プラスレンズ）を試してみてください。

■46歳です。中心性網膜炎と言われました。原因と注意について、そして老人性黄斑変性との関連は？

病状についてですから、私の専門外になってしまいます。ここは、私の「中心性網膜炎」の経験から申し上げます。48歳の時ゴルフ場でティーアップした時です。ティーに乗せているのにボールが沈んで見えます。空を見ると右目の視野の中心にぼんやり暗点が見えました。「中心性網膜炎」と気づきました。

大学の眼科でも友人が眼科部長の病院でも確かに「中心性網膜炎」と診断されました。早速投薬となりましたが、思い当たることがあり薬を受け取らずに帰りました。

中心性網膜炎は管理職の壮年期に心配事の多い人に頻発するといわれます。

私もその当時新開発の近点計の問題解決に頭を悩ましていました。朝、暗いうちに目覚めて「悶悶」としていました。


奈良医大眼科に入局当時生理光学研究会という会がありました。

眼科医のみならず物理、心理、化学いろんな分野の教授をはじめ学生が全国から旧公爵などの別荘跡に集い、カンヅメ状態で視覚生理の意見交換をいたしました。

こんなに賢い人がいるのかと劣等感にさいなまれた時期でした。しかしこの会に出席したことが、その後、私の研究ロマンの裏打ちとなりました。

さて、鯉や、エビの眼球を使って網膜を刺激し脳へのイオン（神経伝達経路）について述べる者、カエルの片目を取り去ってその行動を観察したり、プリズムを使って左右の目が逆になるようなメガネで、物の立体感を逆にして行動観察をするなど一見馬鹿げたことを真剣にやっておりました。以上の経験から中心性網膜炎の原因を考えてみました。

朝、目覚めます。あれやこれやと心配ごとが脳裏を去来します。

閉じた目の底にはあれこれの像が移ります。人間熟睡するときは目を閉じ眼球は上転（上向き）します。しかし悶悶と考える間は眼球は前方を見ます。

網膜に思いのイメージが像を結びます。そのとき光は刺激となりません。

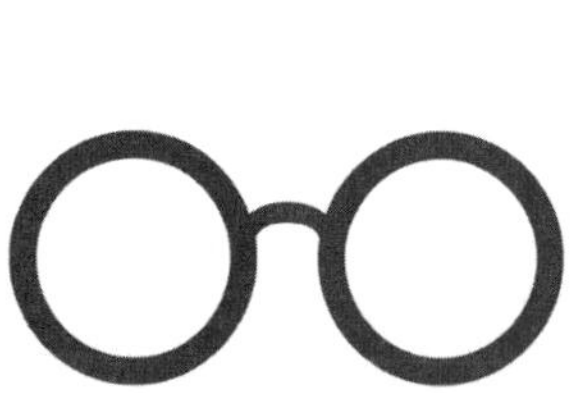

光による刺激ではなく想像によって生まれた像が網膜を刺激します。

そこに電気《イオン》が発生。不自然な刺激が網膜に浮腫を生じるのだと考えました。

以来私は目を開けて熟考し、朝目が覚めればすぐに床を離れました。

中心性網膜炎は完治しました。

■50歳、強度の近視マイナス5・0Dです。

近視のメガネを外したらうんと近づけないと本が読めないです。それでも外した方がよいですか？


「近視のメガネを外しましょう」。

近視の進行防止に25歳までの方にお勧めするのが、この言葉です。

マイナス5・0の近視ではメガネを外すと20cmより遠くは見えませんね。

裸眼では14cmから20cmが明視域となります。（50歳の調節力は2．0Dですから）

あなたの場合、本文で説明した凸レンズ装用法を試してください。

プラス2・0D、プラス3・0Dの100円均一で販売されているメガネの前に掛けるレンズを10日ほど試してみてください。

100円の投資ですからやってみる価値はあると思います。

先の35歳の方と違って50歳ですから、遠近両用のメガネも必要になると思います。

〈目を使うことについて〉

■テレビは目に良くないですか。テレビの見方に付いて。

テレビは近視を進ませることはありません。むしろ見方によっては目に良いと思ってください。ただし今流行の大型画面のテレビの場合です。大画面のテレビをリビングで見ている姿を想像してみてください。ソファに座りテーブルの向こうにテレビがあります。

見ている人とテレビの距離は２ｍ以上ですね。正視の人や正しいメガネをかけている人が２ｍの距離を見たら水晶体はどれだけ厚くなるでしょう。そう、０・５Ｄでした。

３・０Ｄ、４・０Ｄ膨らませて勉強していた子供に２ｍ以上離れて白雪姫やファンタジア、その他心を和ませる画像を見させてから「おやすみなさい」はむしろおすすめです。

ただし小さな画面やスマートフォンの画像を近くで見るのはだめです。

テレビは見上げて見るより見下ろすことをお勧めします。見上げると首の後ろが圧迫されます。見下ろすと首の後ろはゆったり伸びますので脳への血のめぐりがよくなります。

■スポーツで動体視力が話題になります。動体視力は鍛えられますか？

これについては長い説明が必要です。動体視力について眼科の診療、診断、研究、学会発表は正式に取りあげられていないと思います。動体視力に対する定義も確立していないのではな

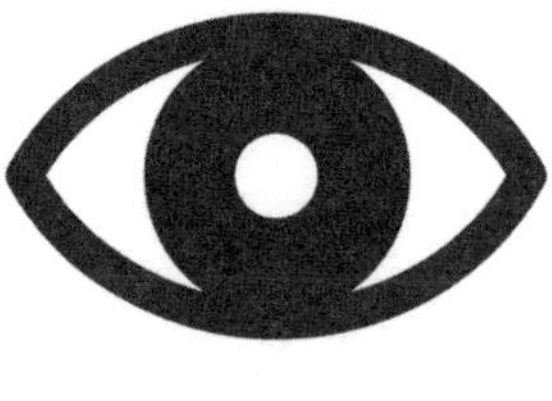

いでしょうか。この言葉は民間のスポーツ研究者の間で生まれたように解釈しています。以後は私見です。

プロ野球の実況を見ていて、ストレートのあとに来るフォークボールにまったく当たらない空振りにがっかりしますね。

またバスの話です。遠くから近づくバスの動きを想像してください。次に遠くのバスが一瞬に１ｍまでワープした光景を予想してください。目は一瞬にはピント合わせができません。目のピント合わせには時間がかかるのです。有名選手でも普通の一般人でも水晶体１・０Ｄ厚くするのに０・６、もしくは０・７秒かかるのです。毛様体筋は不随意筋でしたね、手や足の筋肉は意志の命令で動く随意筋でした。練習で能力の向上が期待できます。

毛様体筋は瞳孔の反応などと同様脳からの交感神経、副交感神経の働きで動きます。練習してもピント合わせが早くなることはありません。

大谷選手やダルビッシュ選手のストレートは０・３秒台でキャッチャーに届きます。当然、目のピント合わせは追いつきません。そのあとフォークボールが来れば目はボールを見ていませんので大きく空振りとなるのです。

ある有名な野手に話したことがあります。クロマティのようにピッチャーを睨んではいけません、云々と。その選手はそれを理解していたかどうかはわかりませんが、首位打者にもなりました。

球技においてコートの広さや飛ぶ球の種類に対してうまく考慮されています。経験的に目のピント合わせの時間が役立っていると思います。

卓球、ボクシングでは目の調節時間よりはるかに速い反応が必要です。これは手や足、体全体の反射神経の鍛錬で克服していくものと思います。でも調節時間を理解することが動体物に対する反応速度を左右すると思います。

■天体望遠鏡やバードウォッチングの望遠鏡で遠くを見るのは目に良いですか？

自然のままで星を見たり、遠くのものを見るのは良いでしょう。

天体望遠鏡で星を観察しているのに近視が進んだという話を聞きます。すべてのビュアーには接眼レンズのところに視度調整レバーがあります。遠視、近視の人が自分の度数に合わせられるようになっています。この合わせ方が大切です。

目盛りはプラス（＋）からマイナス（－）に回すようになっています。ゼロ（0）の位置にすると中に出来る像が無限遠方になります。正視の人ならここで見るのが理想です。誰でもできる限り鮮明な画像を見たいので、どうしてもマイナスの方に目盛りを進めます。マイナス1・0に進めると像は1ｍになります。視度調整をできるだけプラス側にセットするのが大切です。ごく近くの細かい物を見る実態顕微鏡でもゼロの位置に視度を合わせたら遠くの星を見るのと同じになるのです。

できる限りプラス側にセットして見ると長い観測中でも疲れません。肉眼で星を見るのと、望遠鏡で見る条件の違いを理解してください。

〔「目に良い」と言われていることについて〕

■凸レンズ装用について。水晶体の厚みを凸レンズでカバーするのなら、子供の近視対策に、凸レンズをかけさせるのはどうですか。

素晴らしい質問ですね。これまでの学習をマスターされたと思います。

理解されたなら実行してください。このようなことを勧めるのは私が初めてかもしれません。

メガネをかけたくないのに凸レンズを勧めるのはおかしいかと思われます。

しかしこれによって近視の進行が抑えられ、また勉強中の疲れを軽減できれば偏差値向上にも役立つことと信じます。

近視の子も遠視、正視の子も凸レンズをかけてはいかがですか。

眼科の先生から異議が出そうですかね。

■ブルーベリーは眼精疲労など目に良いと言われますがどうして？

サプリメントとしても、テレビコマーシャルで見かけますね。

ブルーベリーには、抗酸化作用のある赤色成分が豊富に含まれていますね。アントシアニン、ポリフェノールなど、赤ワインにからも摂取できることで注目されていますね。

さて、眼精疲労にはどうでしょうか。眼精疲労は毛様体筋の疲れですから、むしろこうした食品が持つ抗酸化作用は網膜の機能に影響力があると思います。

ブルーベリーが注目されたのは、諸説ありますが、二次大戦中にイギリスの爆撃機に乗っていたパイロットが「ブルーベリーを食べたら、ドイツの夜景が良く見えた」との言い伝えが始まりのようです。

食料事情が悪かった戦時中の話ですから、栄養不足からの「夜盲」を発症した者もいたことでしょう。現代は、食糧事情が宜しいですから「夜盲」の人はいないことでしょう。

暗闇の広島県帝釈峡を歩いたことがありました。あたりに灯りは無く、まったくの漆黒の闇です。時より雲の間から差す三日月の光が、足元を照らしてくれました。昼間より印象深い帝釈峡への訪れでした。

私も漆黒の闇で月明りを頼りに歩くことができたのですから、日本の食糧事情で「夜盲」はいないと考えます。

アントシアニンについてですが、眼炎症に効果があるとの北海道大学の研究が発表されています。また、ブルーベリーに似たアロニアという植物があります。アントシアニンをブルーベリーの数倍含有することから、北海道の伊達市で栽培されています。

■穴のいっぱい空いたメガネは目に良いのですか？

目に良くはないです。むしろ悪いです。

小さな穴を通して見ると、遠くのものが鮮明に見えます。これはカメラの絞りを小さくすると焦点深度（ピントが合う奥行き）が深くなるのと同じです。

小さな穴を覗くと「器械近視」と言って水晶体が厚くなり、近くを見るようになります。近視化します。

目を細めたり、小さな穴を通して遠くを見るとはっきり見えます。ピンホールカメラがレンズを使わないのにきれいに写せるのと同じです。

小さな穴の代わりに細いルーバー状のゴーグルを近視治療になると提案しているものがありました。これは本来眼科の検眼レンズセットにあるもので、乱視の方向を調べるためのものでした。現在では、ほとんど使われていません。

■ランダムな点々や模様を見て立体像や奥行きのある絵が現れる本が目に良いといわれますが？

本を見る距離はどこですか？３０～４０㎝の距離にあるものをみたら？水晶体は３・０Ｄほど膨らむでしょう？目に良いでしょうか？本を見ていろんな作業をさせて、目が良くなるというのは如何でしょうか。

ノート、パソコン、スマホなど私たちは、日ごろ平面的（二次元的）な画面を見つめています。そのような目に立体画像（三次元の像）がよいという発想は正しいです。ただし３Ｄテレビは目に悪いと言われますね。どうしてでしょうか。一枚のスクリーンに2重の像を作り、偏光版などのメガネを通して左右の目にズレた像の一方を見させて見かけの立体の像にします。実際の立体世界はテレビ画面の外にあります。脳に混乱を招きます。

ご質問の本も左右片方の目はそれぞれ３０㎝の平面を見てるのです。

特に近視の予防にはなりません。

遠くを眺めながら掌《てのひら》で左右交互に閉じてみてください。像が左右に動くでしょう。

左右の目はそれぞれが別の世界を見ているのです。二つの世界のズレを脳が立体感や奥行きとして感じているのです。

立体像は二つのカメラで撮った二つの絵を、左右の目が別々に絵を見るのが大切です。

■目のぐりぐり体操は良いですか？

眼球をぐるぐるまわして、疲れをとるといわれますが、あまり効果があるとは思えません。

それなら、卓球、バドミントン、キャッチボールの方が目も体も動かすので良いでしょう。

■眼精疲労に瞼を揉むのは？温湿布、冷湿布は？

冷湿布、温湿布は気持ちがよければやってもよいでしょう。

瞼を揉むのは危険です。

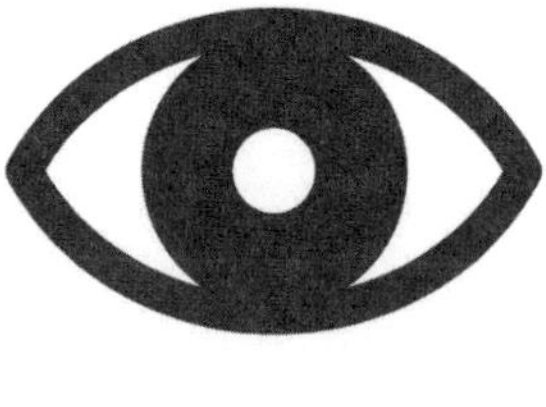

〈レーシック、緑内障、白内障〉

■レーシックで医療事故が起こっていますが。安心ですか？

設備の良い、スタッフが良い施設で行えば安心です。

本来、レーシックによる手術は正確、安全です。

では、設備、スタッフが良いとは何でしょうか。

矯正に必要な度数が正確に求められることが大切です。手術には、検査員が屈折の値（近視の度数、その他の情報）を正確に伝えることが大切です。先生はその情報に基づいて正確に手術を行います。手術前の検査が大切なのです。だから眼科専門医のクリニックで熟練したスタッフの充実した眼科外来を吟味することです。

■緑内障について、注意することを教えてください。

私の専門外です。緑内障は糖尿病性網膜症と同様失明率の高い病気です。治療法などについては多くの著作があります。それらを参考にしてください。

私が強調したいことは、早期発見が一番大切ということです。片目に起こっても他の目が良好な場合気づかないことが多いです。全国でマスコミにも取り上げられる鈴木武敏先生のアイチェックチャートを各家庭に用意するとよいでしょう。このチャートは緑内障以外にも眼底や脳の疾患の早期発見のできる素晴らしいチャートです。

アイチェックチャート。

■白内障について、手術の時期など教えてほしい。

これも専門外です。白内障は水晶体が濁る病気です。

昔は水晶体を取り去って代わりに分厚い凸レンズを掛けるという大変な手術でした。

完全に白濁して見えなくなってから手術をしていました。

しかし現在は手術の装置が発達して多くのクリニックで手術ができるようになりました。

水晶体を摘出しませんので、患者さんの負担が軽減しました。

手術の時期も白濁してしまうと中の異常などがわからなくなるので、早めた方が安心です。

設備、スタッフの充実したクリニックを吟味してください。

〔災害の時〕

■災害時にメガネを無くしたら？

罹災地で聞き及んだことです。

一番不自由を感じたのは、中高年の方だったそうです。

特に遠視で、老眼の人です。

津波が去って、遠近両用のメガネを無くし、手元の時計、壁の時計も見えない状態。

遠視で水晶体が殆ど厚くならないので、地上の有限距離にあるものは全てぼやけてみえたの

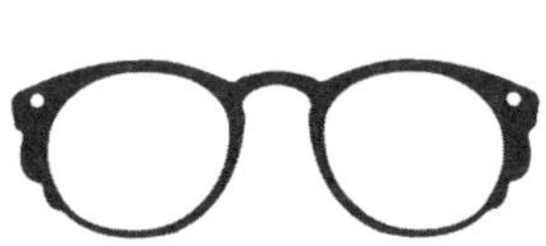

です。

近視の人で、近視度がマイナス3・0Dより軽い人は、遠くは見えないが、内緒で運転も出来た、近くのものは良く見えるのであまり不自由を感じなかったとのこと。

マイナス5・0D以上の強度近視の人は運転も出来ず、警告看板はおろか、新聞も携帯電話も、20cm以内に近づけないと見えないので困ったと聞きます。

近視でもコンタクトを装用していた若い人は良かったのですが、老人はコンタクトを装用しない人が多いので、殆どの方が困ったと聞きます。

災害時の援助にメガネを考慮するべきではないでしょうか。

救急袋に予備のメガネを準備しておくのも大切です。

高価なメガネではなく安価な予備メガネを。

安いフレームに安いレンズで。度が合えば充分です。

メガネなしでバイクや自動車を運転した人が多いと聞きます。人命にも係わります。

〔ワックについて〕

■ワックについて。眼科でこれだけ使われているのに、一般向けのワックはないのですか？

昭和45年ワックを家電メーカーで試作しているとき、この製造権利を当時の金額で5000万円提示されました。

しかしこの簡略なものが安易に普及すればいろんな類似品が現れ一時の流行で終わってしまいます。永く人類に寄与するものとして、将来は世界中に家庭に一台、一人に一台を目指すには、眼科での信用が大切です。

眼科に30％以上普及して社会の審判をクリアできれば一般向きをと考えました。今では普及率50％になりました。しかし今でもワックらしき製品が内外に散見されます。

でも品質、販売方法など、私の納得できるものではありません。

私はワックを独占したくありません。将来誠実に参入するものに対しては私の認める製品にワックの認定を与えて指導普及させてもよいと考えています。

「一人に一台」という夢は50年前よりさらに大きくなりました。

■ワックの理論を今一度。どうして50％もの眼科で使用されているの？

眼精疲労は、疲れを自覚しない毛様体筋と、一旦厚くなると薄くなるのに時間がかかる水晶

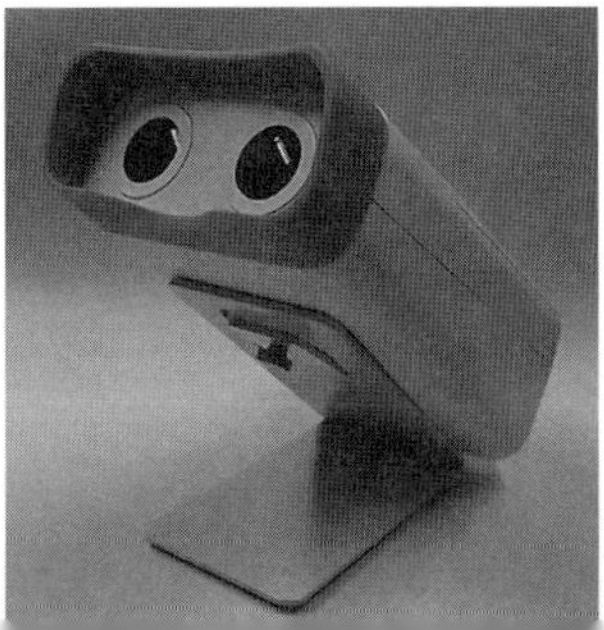
家庭用ワック試作品

体からによるものでした。

目をリラックスさせることは、眼精疲労の軽減は勿論のこと、検眼などで「正しく、自分の目を知る」ことにも不可欠であることを説明してきました。

ここの効用あるように、研究し設計したのがワックの両眼視簡易検査装置です。二枚の画像でできる立体風景を点滅させることが、本製品の基本構造です。

しかし、点滅するが脳と毛様体筋に刺激を与え、二枚の風景を平行に見ることで近方に寄せられた目を平行に保ちます。

理論、仕組みは単純なものですが、風景の撮影方法、点滅のタイミング、使用するレンズなど長年の試行錯誤からのノウハウの蓄積があって成り立つ製品です。

点滅は「イナイ・イナイ・バー効果」と言われています。

無自覚に疲れている毛様体筋を持つ目は、風景が点滅するたびに防衛本能で見つめます。つまり、ぼんやり見るより積極的に遠くを凝視することになります。

また点滅による効果で、5分間で1時間以上遠くを見つめているのと同等の効果を得られるのです。目がリラックスし、例えばメガネ処方では安定した測定ができるものとして、眼科へ導入されました。

ところが本機を使用することで「見やすくなった」と実感される方が多く認められました。そこで、特に近視時のトレーニング機としても普及しました。今では、近視は勿論、中高年の眼精疲労（肩、首の凝り）メガネ矯正時の雲霧法にと幅広く活用をされています。

■ワックのネーミングの由来は何から？

ＷＯＣ。ワックはWorld Optical Corporation の意味です。

５０年前当時の中尾先生が器械の効果について大阪の眼科集談会に発表されたとき、デスクトップのパソコンも無い時代でしたが、近業生活の将来には全世界の人たちに遠方順応の機会を与えるべきとの思いから大それたネーミングとなりました。

夢と情熱の成せる若気のいたりでしょうか。

最近では世界眼科学会の綴りと同じになり恐縮しております。

現在のロゴ。

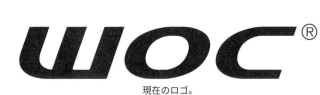

著者紹介

中川皓夫（なかがわ　あきお）

＜著者略歴＞

1963年大阪市立大学フランス語学科卒業。1977年奈良県立医科大学眼科学教室入局。

北里大学医療衛生学部非常勤講師
帝京大学医療技術学部非常勤講師
奈良県立医科大学眼科学教室専修生
日本眼光学学会員
日本物理光学学会員
株式会社ワック代表

1981年第14回国際眼科学会（サンフランシスコ）「Significance of astigmatism（自覚検査第二法による乱視検査）」を発表。

1990年第16回国際眼科学会（シンガポール）「Accommodation measurement with dioptric near-point ruler（定屈折近点計）」を発表。

2000年第36回日本眼光学学会「切れ目なしランドルト環視力標の有効性について」を発表。

2002年第38回日本眼光学学会「正確な調節近点計から屈折矯正を評価する」を発表。

2004年第40回日本眼光学学会「自覚屈折検査第二法を実現する為の新しい視力標」「瞳孔の近点反応測定装置、トライイリスC9000による眼精疲労の評価」を発表。

などの学会発表、また各講演を行う。

株式会社ワックホームページ
http://www.woc.co.jp/

2018年7月25日　初版発行　《検印省略》

近視《きんし》のメガネは外《はず》しましょう—あなたのための眼科学《がんかがく》—

著　者　中川皓夫
発行者　宮田哲男
発行所　竹内書店新社
発　売　株式会社 雄山閣
〒102-0071　東京都千代田区富士見2-6-9
TEL　03-3262-3231 / FAX　03-3262-6938
URL　http://www.yuzankaku.co.jp
e-mail　info@yuzankaku.co.jp
振　替：00130-5-1685

印刷／製本　株式会社ティーケー出版印刷

ISBN978-4-8035-0361-6　C2077
N.D.C.496　136p　21cm